DIE GRISEOFULVINBEHANDLUNG DER DERMATOMYKOSEN

ARBEITSTAGUNG ANLÄSSLICH DER GRÜNDUNG DER
DEUTSCHSPRACHIGEN MYKOLOGISCHEN GESELLSCHAFT
IM RAHMEN DER INTERNATIONAL SOCIETY FOR HUMAN
AND ANIMAL MYCOLOGY IN ESSEN AM 15. JANUAR 1961

VORTRÄGE VON A. BROSSI, A. J. E. BARLOW, F. FEGELER, G. FORCK,
J. R. FREY, H. FRYDRYCHOWICZ, H. GELEICK, H. GÖTZ, H. GRIMMER,
H.-J. HEITE, W. KNOTH, R. C. KNOTH-BORN, H. KOCH, W. MEINHOF,
J. MEYER-ROHN, H. RANFT, M. REICHENBERGER, S. ROSENTHAL,
H. RIETH, C. SCHIRREN, H. J. SCHOLER, H. G. SCHWARZ, M. THIAN-
PRASIT, R. VANBREUSEGHEM, H. WALTHER

UNTER MITARBEIT VON

DR. HANS RIETH

HAMBURG

HERAUSGEGEBEN VON

PROF. DR. HANS GÖTZ

CHEFARZT DER HAUTKLINIK
DER STÄDTISCHEN KRANKENANSTALTEN ESSEN

MIT 54 TEXTABBILDUNGEN

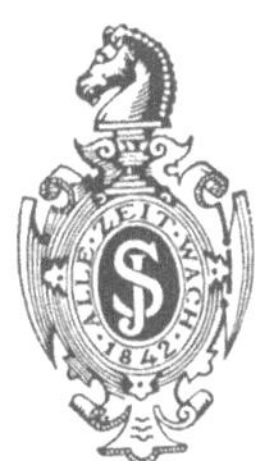

SPRINGER-VERLAG
BERLIN · GÖTTINGEN · HEIDELBERG
1962

ISBN 978-3-540-02824-6   ISBN 978-3-642-86275-5 (eBook)
DOI 10.1007/978-3-642-86275-5

Druck: Brühlsche Universitätsdruckerei Gießen

Vorwort

Am 15. Januar 1961 wurde in Essen/Ruhr die Deutschsprachige Mykologische Gesellschaft als Sektion der International Society for Human and Animal Mycology gegründet. Über hundert Teilnehmer aus Ost und West, unter ihnen der Generalsekretär der ISHAM, Prof. VANBREUSEGHEM (Antwerpen), der Vizepräsident der Französischen Medizinisch-Mykologischen Gesellschaft, Prof. FRANQUET (Nancy), der Präsident der Deutschen Dermatologischen Gesellschaft, Prof. MEMMES-HEIMER (Essen), der Altmeister der Deutschen Dermatomykologie, Prof. GRÜTZ (Bonn), der geschäftsführende Vorstand der Gesellschaft für Medizinische Mykologie der DDR, Prof. BRAUN (Magdeburg), hatten sich zur Konstituierung eingefunden. Eine Arbeitstagung schloß sich an, die den bisherigen Erfahrungen bei der Therapie bestimmter Pilzkrankheiten mit Griseofulvin gewidmet war.

Zum erstenmal in der Geschichte der Dermatomykosenbekämpfung besitzen wir jetzt ein orales Medikament, das eine revolutionierende Abkehr von der bislang üblichen Therapie bedeutet. Da aber, wie die Diskussion erkennen ließ, noch manche Fragen unbeantwortet blieben, wurde von den Teilnehmern die Anregung gegeben, die gehaltenen Vorträge als Sammelband erscheinen zu lassen. Wir kommen diesem Wunsche nach, zumal sich auf diese Weise auch alle jene interessierten Ärzte mit dem Medikament Griseofulvin (in Deutschland im Handel unter der Bezeichnung Fulcin-Rheinchemie und Likuden-Hoechst) vertrauter machen können, denen diese Möglichkeit bisher nicht ausreichend gegeben war.

Um allerdings ein abgerundetes Bild über den gegenwärtigen Stand unserer Kenntnisse zu vermitteln, schien es unumgänglich, die am 15. Januar 1961 gehaltenen und hier wiedergegebenen Vorträge um zwei weitere Beiträge zu ergänzen. Sie betreffen die Griseofulvinbehandlung der Mikrosporie und der Trichophytie (RIETH) sowie des Favus (GÖTZ). So gehen aus dem Studium der vorliegenden Arbeiten die neuen therapeutischen Möglichkeiten, im wesentlichen aber auch schon ihre Grenzen klar hervor.

Essen (Ruhr), Dezember 1961   HANS GÖTZ

Inhaltsverzeichnis

Aus der Dermatologischen Klinik der Philipps-Universität
Marburg a. d. Lahn
(stellv. Direktor: Prof. Dr. H.-J. HEITE)

Zur Pharmakologie des Griseofulvins

Von

H.-J. HEITE, Marburg a. d. Lahn

Das Griseofulvin ist keineswegs ein „neues Antibioticum", sondern eine seit 22 Jahren bekannte Substanz mit einer interessanten Geschichte. Wie erinnerlich, wurde das Griseofulvin erstmalig von OXFORD, RAISTRICK und SIMONART (1939) aus dem Penicillium griseofulvum DIERCKX isoliert. Damals fand es, als man vorwiegend antibakterielle Wirkstoffe suchte, wenig Beachtung. Zum zweiten Male wurde das Griseofulvin durch BRIAN, CURTIS und HEMMING (1946) aus Kulturen von Penicillium Janczewski isoliert, allerdings in Form seines biologischen Wirkungsprinzips, des sog. „Curling-Faktors"; das ist ein Effekt, der in einer lockenähnlich verwindenden, bischofsstabartigen Einrollung der Hyphen und Keimschläuche besteht. Ein weiteres Jahr später konnten GROVE und McGOWAN (1947) die Identität von Curling-Faktor und dem bereits 1939 beschriebenen Griseofulvin nachweisen. Die chemische Struktur wurde von GROVE u. Mitarb. (1951; 1952) bestimmt. Es hat die Summenformel $C_{17}H_{17}O_6Cl$, besitzt also weder eine Hydroxyl- noch eine Carbonylgruppe. Griseofulvin ist stark rechtsdrehend, thermostabil und autoklavierbar, hat einen Schmelzpunkt zwischen 218 und 220° C, läßt sich bei dieser Temperatur leicht durch Sublimation reinigen; es ist schlecht löslich in Wasser (etwa 1 mg-%), besser in organischen Lösungsmitteln (zwischen 1 und 12%).

Über die uns heute therapeutisch interessierende antimykotische Wirkung wurde erstmalig von LAUDER und O'SULLIVAN (1958) an Kälbern und bei experimentellen Meerschweincheninfektionen von GENTLES (1958) berichtet. Insbesondere waren es letztere Untersuchungen von GENTLES, die die Aufmerksamkeit erregten und die Frage nach einer möglichen Anwendung beim Menschen in die Diskussion brachten. Diese Frage setzt die Prüfung zweier Dinge voraus:

1. Die Frage der Wirksamkeit, d. h. nach dem Angriffspunkt am Mikroorganismus.

2. Die Frage der Toxicität, nach etwaigen Angriffspunkten am Makroorganismus.

Während die Frage nach der mikrobiologischen Wirkung in den späteren Referaten vorzugsweise abgehandelt wird, soll hier ausführlicher die zweite Frage der Toxicität sowie der Verteilungs- und Eliminierungsbedingungen besprochen werden.

Die *tierexperimentelle Toxicität* ist außerordentlich gering; z. B. beträgt bei der Ratte die LD 50[1] bei intravenöser Injektion 400 mg/kg. Bei intraperitonealer Injektion wurden sogar 2000 mg/kg mehrere Tage vertragen (Paget u. Walpole 1958); das würde, gewichtsmäßig auf den Menschen umgerechnet, einer Dosis von 28 g (intravenös), bzw. von 140 g (intraperitoneal) entsprechen. Die orale Toxicität ist noch wesentlich geringer; hierbei werden noch höhere Dosen toleriert.

Fragt man nach dem Mechanismus der bei extrem hohen Dosen schließlich eintretenden Giftwirkung, so erweist sich Griseofulvin als ein ausgesprochenes Mitosegift, das eine Arretierung der Mitosen in der Metaphase ähnlich dem Colchicin bewirkt. Dies konnte sowohl bei Ratten (Paget u. Walpole 1958) und Mäusen (Schwartz u. Loutzenhiser 1960) als auch bei Pflanzenzellen (Heymer 1960) nachgewiesen werden.

Der tierexperimentelle Nachweis der cytostatischen Wirkung hat mancherlei Bedenken gegen die Anwendung beim Menschen laut werden lassen. Andererseits war dies offenbar der Anlaß, um sich in sehr sorgfältigen von verschiedenen Autoren wiederholten Untersuchungen davon zu überzeugen, daß auch unter höheren therapeutischen Dosen keine wesentlichen toxischen Wirkungen nachweisbar werden. Klinische Untersuchungen mit einer „Batterie" verschiedenster Funktionsproben betreffend Niere, Leber, Kreislauf, rotes Blutbild und Spermiogenese, ergaben keinerlei ernstliche Abweichungen. Als mehr lästige denn bedrohliche *Nebenwirkungen* werden nicht selten Kopfschmerzen, sowie Nausea und Diarrhoe berichtet, und zwar — wie die sorgfältige Literaturdurchsicht ergibt — im Durchschnitt etwa bei 5% der Patienten. Die cytostatische Wirkung ist am ehesten bei mitosereichen Organen, neben dem Samenepithel und dem Knochenmark auch an der Darmschleimhaut zu erwarten. Nausea und Diarrhoe sind aber Magen-Darm-Symptome, die auch bei anderen Cytostaticis bekannt sind, und daher wohl mit der cytostatischen Wirkung des Griseofulvins zusammenhängen dürften.

Die *Wirkung auf das Knochenmark* wurde sehr sorgfältig von Livingood u. Mitarb. (1960) bei 16 Patienten durch Knochenmarkspunktionen geprüft; die Autoren fanden keinerlei wesentliche Wirkungen.

Demgegenüber fanden McCuistion, Lawlis u. Gonzalez (1960) bei 64% der Patienten einen Leukocytenabfall um mehr als 10%, bei 21% um mehr als 20%; insgesamt zeigten also 85% der Patienten einen leichten Leukocytenabfall.

Auch Robinson u. Mitarb. (1960) sahen bei 12 von 52 Patienten einen geringen Leukocytensturz um etwa durchschnittlich 1500.

Meara (1960) berichtet von einem fast regelmäßig eintretenden Leukocytenabfall. Bedrohliche Leukocytenstürze sind sehr selten. Immerhin erwähnt Meara (1960) zwei Kinder mit Leukocytenstürzen von 4350 auf 650/mm³ und von 3250 auf 1400 pro mm³.

---

[1] = letalis dosis 50% (mittlere tödliche Dosis).

Die Wirkung auf die Zahl der Leukocyten im peripher strömenden Blut ist also in etlichen Fällen zwar nachweisbar, aber meistens gänzlich ungefährlich. Immerhin ist damit zu rechnen, daß bei einem vorbelasteten Knochenmark, etwa nach überstandener Agranulocytose, gelegentlich mit einer beachtenswerten depressiven Wirkung zu rechnen ist.

Den Einfluß des Griseofulvins auf das menschliche *Samenepithel* haben McLeod und Nelson (1959, 1960) anhand sorgfältiger spermiologischer Prüfungen untersucht. Bei Patienten, die 3 Monate lang täglich mit 2 g Griseofulvin behandelt wurden, traten keinerlei Änderungen bei Ejakulatmenge, Spermienzahl-Konzentration, Gesamtspermienzahl und Zahl der Fehlformen ein. Wegen der Unsicherheit, die bei etlichen Ärzten hinsichtlich einer möglichen Spermiogenese hemmenden Griseofulvinwirkung herrscht, ist es von grundsätzlicher Bedeutung, das Ausmaß einer cytostatischen Wirkung auf das spermienbildende Epithel zu kennen. Es sei deshalb noch einmal herausgestellt, daß keine Wirkung des Griseofulvins auf das Samenepithel in einer Dosis, die über das Doppelte der üblichen therapeutischen Dosis beträgt, nachweisbar ist.

Es ist aber wohl damit zu rechnen, daß ein bereits geschädigtes Samenepithel eine deutliche Wirkung gelegentlich einmal erkennen läßt. So berichten z. B. Frank, Steiner, Kaufman u. Chiaramonte (1960), daß eine Oligospermie von 2—4 Millionen unter der Griseofulvinbehandlung in eine Aspermie absank, um 14 Tage nach Absetzen der Griseofulvintherapie sich wieder auf den Ausgangswert von 2—4 Millionen „zu erholen".

Charakteristisch, sowohl für die Wirkung auf Knochenmark und Samenepithel ist — sehr im Gegensatz zu anderen Cytostaticis —, daß nach Absetzen des Griseofulvins der cytostatische Effekt nicht noch nachhinkend einige Zeit wirksam bleibt, sondern sofort sistiert. Das Griseofulvin erweist sich demnach als ein sehr mildes im Ausmaß seiner Wirkung limitiertes Cytostaticum.

Es fehlt auch nicht an Versuchen, diese cytostatische Wirkung des Griseofulvins therapeutisch nutzbar zu machen. Zunächst wurde bei der Behandlung von Mykosen keinerlei Einfluß auf gleichzeitig vorhandene Hauttumoren (Basaliome, Carcinomata spinocellularia, Melanome) festgestellt (Goldman, Beyer u. Schwarz 1960). Bei versuchsweiser Behandlung der Mykosis fungoides erwies sich Griseofulvin als unwirksam. Goldman, Beyer u. Schwarz (1960) hatten ferner geprüft, ob sich durch intracutane Griseofulvin-Injektion eine örtliche cytostatische Wirkung erzeugen läßt, allerdings vergeblich; es fand sich nur eine leichte Fremdkörperreaktion, aber keine cytostatische Wirkung. In Tierexperimenten von Barich u. Mitarb. (1960) konnte das Angehen von Methyl-Cholanthren-Pinseltumoren nicht verhindert, sondern merkwürdigerweise sogar provoziert werden.

Die cytostatische Wirkung des Griseofulvins wird durch Purinkörper aufgehoben. Darauf basiert die Hypothese von McNall (1959/60): die Nucleinsäure-Synthese soll dadurch verhindert werden, daß das Griseofulvin (aufgrund gewisser struktureller Ähnlichkeit mit dem Purinmolekül) als Konkurrenzstoff von Purinderivaten beim Nucleinsäurestoffwechsel interferiert. Wenn eine solche Interferenz zu einer Verhinderung der Polymerisation der Nucleinsäuren führt, dann ist zu erwarten, daß eine Verhinderung der Mitose in der Metaphase eintritt, ähnlich wie beim Colchizin. Die Spindel wird desorientiert, die duplizierten Chromosome können nicht zu den Spindelpolen wandern.

Für die klinische Anwendung kann man aufgrund dieser sorgfältigen pharmakologischen Untersuchungen die Schlußfolgerung ziehen, daß eine gelegentliche Prüfung der peripheren Leukocytenzahl zweckmäßig ist, insbesondere dann, wenn sich Hinweise auf ein vorgeschädigtes Knochenmark ergeben.

Weitere, sehr sorgfältige Untersuchungen sind über die *Verteilungs- und Eliminationsbedingungen* des Griseofulvins durchgeführt worden. Die Ergebnisse sind klinisch insofern von Bedeutung, als sich daraus wichtige Hinweise für Dosis und zeitliche Applikationsweise bei der Griseofulvintherapie ergeben.

Zunächst konnten BEDFORD u. Mitarb. (1960) in Kaninchenversuchen feststellen, daß intravenös injiziertes Griseofulvin sehr rasch aus dem strömenden Blut verschwindet, sich gleichmäßig in allen Geweben verteilt, lediglich in Lunge und Haut stärker angereichert wird. Ähnliches wird auch von ROBINSON u. Mitarb. (1960) bestätigt. Untersuchungen von McNALL (1960) mittels Tritium-markierten Griseofulvins zeigen, daß etwa 6 Std nach oraler Aufnahme ein maximaler Blutspiegel erreicht wird, dessen Höhe allerdings nicht proportional der applizierten Dosis zunimmt, sondern mit steigender Dosis relativ weniger ansteigt. Anschließend, etwa von der 10. bis 24. Std und noch länger nach Applikation, findet sich ein fast konstanter, nur sehr langsam abfallender Dauerblutspiegel, dessen Höhe in ausgesprochenem Maße proportional der zugeführten Dosis ist. Dieser wichtige Befund eines lang anhaltenden Griseofulvin-Blutspiegels (über 24 Std!) konnte mittels spektrofluorometrischer Griseofulvinbestimmungsmethode (BEDFORD, CHILD u. TOMICH 1959) von BUSFIELD, CHILD, BASIL u. TOMICH (1960) bestätigt werden. Letztere Autoren stellten ferner fest, daß hierbei keine Geschlechtsunterschiede bestehen. Eine Ausscheidung des Griseofulvins im Urin findet nur in völlig unbedeutendem Maße (geringer als 1%) statt. Die wesentliche Elimination erfolgt offenbar durch Entgiftung in der Leber. Dieses wird durch Untersuchungen von BEDFORD u. Mitarb. (1960) nahegelegt, die bei Bebrütung von Leberschnitten in Griseofulvin-haltiger Nährlösung eine schnelle Abnahme der Griseofulvinkonzentration fanden.

Aus diesen pharmakologischen Untersuchungen über die Resorptions- und Eliminierungsbedingungen des Griseofulvins ergibt sich für die praktische Therapie am Krankenbett, daß nach einmaliger Gabe ein über 24 Std lang anhaltender Griseofulvinblutspiegel resultiert. Daraus ist zu folgern, daß es nicht notwendig sein wird, Griseofulvin täglich einzunehmen, worauf weiter unten eingegangen wird.

Hinsichtlich des Wirkungsmechanismus auf Mikroorganismen sei nur kurz hervorgehoben, daß zahlreiche Autoren immer wieder bestätigt haben, daß Griseofulvin *nicht fungizid,* sondern nur *fungistatisch* wirkt. Auch recht hohe Konzentrationen sind in vitro nicht in der Lage, Fadenpilze zu töten; bei Überimpfung auf Griseofulvin-freien Nährboden erfolgt unverzüglich normales Wachstum.

Ferner ist zu betonen, daß Griseofulvin ein sehr selektives, man könnte sagen „Schmalband"-Antibioticum ist; es ist völlig unwirksam bei einer Reihe von Mikroorganismen, die bei mischinfizierten Dermatophytien eine Rolle spielen können, insbesondere auf Bakterien und auf hefeähnliche Pilze vom Typ Candida albicans und Verwandte.

Daraus ist die praktisch-klinische Schlußfolgerung zu ziehen, daß beim Vorliegen (oder auch nur Verdacht) einer Mischinfektion Griseofulvin niemals allein angewandt werden sollte, da sonst damit zu rechnen ist, daß Bakterien einerseits oder Candida albicans überwuchern, die Krankheit nur ihren Charakter ändert, nicht aber abheilt. Eine Onychomykose wird z. B. durch eine Candida-Paronychie kompliziert; eine tiefe Trichophytie heilt unter Griseofulvin kaum schneller ab, solange man nicht zusätzlich antibakterielle Chemotherapie treibt.

Von besonderer praktischer Bedeutung sind die Bedingungen, unter denen das *Griseofulvin in das Keratin eingelagert* wird. Es erscheint dabei zweckmäßig, das Haarkeratin und das Keratin des Deckepithels gesondert zu besprechen.

Die Art und Weise, wie das Griseofulvin in das *Keratin des Haares* eindringt, wurde schon von GENTLES u. Mitarb. (1959) in den ersten Versuchen beobachtet. Bei infizierten und mit Griseofulvin behandelten Meerschweinchen enthielten in charakteristischer Weise nur die distalen Haaranteile Pilzelemente; die proximalen Haaranteile, die während der Griseofulvinbehandlung nachgewachsen waren, erwiesen sich als pilzfrei. In eigenen Untersuchungen (HEITE u. JANKE 1959) konnte mittels der Agarblockmethode nachgewiesen werden, daß Griseofulvin in das Haar des Meerschweinchens eindringt.

Füttert man Meerschweinchen täglich per Schlundsonde mit 250 mg Griseofulvin, rasiert mittels elektrischem Rasierapparat täglich die Haare der Rückenhaut und verbringt die Rasierhaare des 10. Behandlungstages auf mit Trichophyton mentagrophytes beimpfte Agarblöckchen, so zeigt sich eine deutliche Wachstumshemmung gegenüber einem Kontroll-Agarblock, der mit den Rasierhaaren unbehandelter Meerschweinchen belegt ist. Damit konnte nicht nur die Aufnahme des Griseofulvins in das Haar nachgewiesen werden, sondern auch, daß das Antibioticum wieder aus dem Haar in den Agarblock abgegeben wird. GENTLES, BARNES und FANTES fanden, daß in 1 g Haar etwa 5—6 μg Griseofulvin enthalten sein können. Das entspricht einer Konzentration, die deutlich oberhalb der Grenz-Konzentration liegt, die bei in vitro-Versuchen eine völlige Wachstumshemmung von Trichophyton-Stämmen hervorruft. GENTLES, BARNES und FANTES (1959) stellten fest, daß 50% des die Haare enthaltenden Griseofulvins wasserlöslich sind und weitere 50% durch Methanol extrahierbar sind. Ersterer Anteil ist offenbar derjenige, der außen an der Haarschaft-Oberfläche anhaftet; der zweite Anteil ist in die Hornschicht eingelagert. Daß ein Teil des im Keratin vorhandenen Griseofulvins in wasserlöslicher Form vorliegt und auswaschbar ist, hat insofern praktische Bedeutung, als Wirkungsverluste des Griseofulvins im Sinne eines Wascheffektes auftreten können. Das gilt auch für das Keratin des noch zu besprechenden Deckepithels. Auf diese Weise wird nämlich verständlich, daß besonders bei den feuchten Händen einer

Hyperhidrosis und einer auf diesem Boden vorhandenen Epidermophytie die therapeutische Wirkung des Griseofulvins besonders unzuverlässig ist.

Das Eindringen des Griseofulvins in das *Keratin des Deckepithels* wurde in beachtenswerten Versuchen von Roth jr. und Blank (1960) untersucht. Hierbei wurde die notwendige Zeitspanne untersucht, die seit Einnehmen des Griseofulvins verstreichen muß, bis in den verschiedenen Schichten der Haut ein chemotherapeutischer Effekt deutlich wird.

Nach schichtweisem Abreißen der oberen Hautschichten (Strippingmethode) wurden Makroconidien von Mikrosporum gypseum auf die jeweilige Oberfläche verbracht und die Anwesenheit von Griseofulvin in dieser Schicht durch eine Wachstumshemmung nachgewiesen. Bereits 48—72 Std (62 Std im Durchschnitt) nach Griseofulvinaufnahme läßt sich in der untersten Hornschicht-Lage in der Höhe des Stratum lucidum ein Griseofulvineffekt nachweisen. Das weitere Durchdringen der Hornschicht benötigt erhebliche Zeit. Um nur 25% der gesamten Hornschicht von unten her zu durchdringen, werden 7—12 (im Durchschnitt 9,5) Tage benötigt. Nach 12—19 (im Durschchnitt 15,6) Tagen ist erst die halbe Hornschicht vom Griseofulvin durchdrungen. An der Oberfläche dagegen ist auch nach 18—56 (im Durchschnitt 33,2) Tagen die Wirkung unsicher: bei 2 von 7 Patienten ist kein Hemm-Effekt nachweisbar, bei 5 Patienten nur ein unsicherer Effekt.

Das Griseofulvin wird also innerhalb relativ kurzer Zeit (nach 2—3 Tagen) in der Tiefe der Hornschicht wirksam; an der Oberfläche dagegen setzt die Wirkung sehr spät (nach 3—8 Wochen!) ein und ist dann noch unsicher.

Aus diesen Untersuchungen ist für die praktische Therapie der Schluß zu ziehen, daß Griseofulvin bei Erkrankungen der Haare, also des Follikelepithels, wesentlich bessere Wirkungsbedingungen findet als bei Erkrankungen des Deckepithels. In der Tat hat auch die klinische Erfahrung bestätigt, daß das Griseofulvin bei Pilzerkrankungen der Haare (wie Mikrosporie, Favus und follikuläre Trichophytie) die eindrucksvollsten klinischen Erfolge zeitigt. Bei den Pilz-Erkrankungen des Deckepithels, den Epidermophytien dagegen, sind die Vorbedingungen für eine Griseofulvinwirksamkeit wesentlich schlechter. Dies entspricht den weniger günstigen und z. T. sogar unbefriedigenden Ergebnissen bei den Epidermophytien.

Weiterhin kann mit den Experimenten von Roth jr. und Blank die Forderung begründet werden, daß man Pilzerkrankungen des Deckepithels (Tinea = Epidermophytie) nicht allein mit Griseofulvin behandeln dürfe. Das Griseofulvin ist an der oberflächlichen Hornschicht des Deckepithels am schwächsten wirksam, also dort, wo die lokale Therapie am besten wirksam ist. Umgekehrt ist das Griseofulvin in der Tiefe der Hornschicht unmittelbar über dem Stratum lucidum am besten wirksam, also gerade dort, wo die lokale Therapie am schlechtesten hinkommt. Daraus ergibt sich als logische Schlußfolgerung, daß man die interne Griseofulvin-Therapie stets mit einer äußeren fungiziden Lokaltherapie kombinieren soll, wodurch sich eine glückliche, pharmakologisch gut begründete gegenseitige Ergänzung beider Therapeutica ergibt.

Ferner soll aufgrund der Pharmakologie des Griseofulvins zu der Frage der *Dosierung* und des *Behandlungsschemas* Stellung genommen werden. Die übliche kontinuierliche Behandlung mit 0,75 g oder 1 g/die (gleich 3 × 1 oder 4 × 1 Tablette zu 250 mg) erscheint einer Revision wert. Aufgrund der oben erläuterten Eliminierungsbedingungen und des Griseofulvin-Blutspiegel-Verlaufs kann man jetzt schon verbindlich sagen, daß eine tägliche Behandlung nicht erforderlich ist. Eine Behandlung jeden 2. Tag mit 4 × 1 Tablette (= 1 g/die) kann bereits uneingeschränkt empfohlen werden. Auf diese Weise kann man ohne Risiko die Hälfte der notwendigen Griseofulvindosis einsparen.

Darüber hinaus gibt es etliche Hinweise (z. B. von FRIEDMAN, DERBES u. TROMOVITCH 1960), daß auch eine Einschlagbehandlung in etlichen Fällen gute Erfolge bringen kann. Dies darf aber wohl nicht verallgemeinert werden. Wir möchten die intermittierende Behandlung als Methode der Wahl empfehlen, wie dies z. Z. in verschiedenen Behandlungsschemen durchgeführt wird. COWAN (1960) stellte z. B. fest, daß 2 g Griseofulvin täglich die gleiche Wirkung haben, als wenn man 2 g an 2 aufeinander folgenden Tagen jede Woche gibt. Wir möchten aufgrund eigener, allerdings noch nicht völlig bestätigten Erfahrungen empfehlen, daß man Griseofulvin an 2 Tagen in der Woche, etwa montags und donnerstags, in der Dosis von 1,5 g (= 2 × 3 Tabletten zu 250 mg) pro die geben sollte.

Zum Schluß soll noch kurz zur *örtlichen Griseofulvintherapie* Stellung genommen werden. An sich ist aufgrund der pharmakologischen Wirkungsbedingungen nicht einzusehen, warum das Griseofulvin, dessen Stärke es ist, nach interner Resorption in der Tiefe der Hornschicht wirksam zu werden, oberflächig-extern angewendet werden soll. Das Griseofulvin hat hierbei den besonderen Nachteil eines „Schmalband"-Antibioticums, d. h. der fehlenden Breitenwirkung. In eigenen Untersuchungen konnte mit einer 1%igen Salbe kein nachweisbarer klinischer Erfolg bei Tinea-Fällen = Epidermophytien und follikulären Trichophytien festgestellt werden. Die Anwendung eines 6%igen Griseofulvinsprays dagegen zeigte einen eindeutigen therapeutischen Effekt sowohl bei Epidermophytien als auch bei oberflächlichen follikulären Trichophytien. Dieser lokale Effekt, obwohl eindeutig nachweisbar, erreicht aber nicht das Ausmaß, wie es von der Anwendung der fungizid wirkenden äußeren Antimykoticis her bekannt ist. Die „klassischen", die Hautoberfläche desinfizierenden sog. „Antimykotica" sind hinsichtlich der Wirkungsbedingungen bei örtlicher Anwendung dem Griseofulvin überlegen.

Zusammenfassung

1. Die Toxikologie des Griseofulvins wird besprochen. Griseofulvin ist ein mildes Cytostaticum, das in therapeutischen Dosen kaum merk-

liche cytostatische Wirkungen entfaltet. Nur wenn Knochenmark oder Samenepithel vorgeschädigt sind, erscheinen merklich depressive Wirkungen auf Leukocyten- oder Spermienzahl möglich.

2. Die Eliminierungsbedingungen des Griseofulvins, insbesondere der Blutspiegelverlauf, werden dargelegt. Die daraus abzuleitende Schlußfolgerung ist, daß eine kontinuierliche tägliche Therapie nicht notwendig ist und besser durch eine intermittierende Therapie jeden 2. Tag ersetzt werden sollte. Therapie-Schemen mit 2 Behandlungstagen (zu je 1,5 g) pro Woche scheinen ebenfalls ausreichend zu sein.

3. Die zeitlichen Verhältnisse bei Einlagerung und Wirksamwerden des Griseofulvins im Keratin werden erläutert. Daraus folgt, daß das Griseofulvin bei follikulär lokalisierten Mykosen bessere Wirkungsbedingungen vorfindet als bei Mykosen des Deckepithels (Epidermophytien).

4. Bei lokaler Anwendung in höheren Konzentrationen (z. B. 6%igem Spray) ist Griseofulvin grundsätzlich wirksam. Es ist aber als „Schmalband"-Antibioticum den desinfizierend-fungizid wirkenden alten äußerlich anzuwendenden Antimykoticis unterlegen.

Literatur

BARICH, L. L., T. NAKAI, J. SCHWARZ and J. BARICH: Tumour-promoting effect of excessively large doses of oral griseofulvin on tumours induced in mice by methylcholanthrene. Nature (Lond.) **187**, 4734, 335—336 (1960).

BEDFORD, C., D. BUSFIELD, K. J. CHILD, I. MACGREGOR, P. SUTHERLAND and E. G. TOMICH: Studies on the biological disposition of griseofulvin, an oral anti-fungal agent. Arch. Derm. Syph. (Chicago) **81**, 735—745 (1960).

—, K. J. CHILD and E. G. TOMICH: Spectrophotofluorometric assay of griseofulvin. Nature (Lond.) **184**, 4683, 364—365 (1959).

BRIAN, P. W., P. J. CURTIS and H. G. HEMMING: A substance causing abnormal development of fungal hyphae produced by Penicillium Janczewskii Zal. I. Biological assay, production and isolation of "curling factor". Trans. Brit. Mycol. Soc. **29**, 173—187 (1946).

BUSFIELD, D., K. J. CHILD, B. BASIL and E. G. TOMICH: The influence of sex on the catabolism of griseofulvin. J. Pharm. (Lond.) **12**, 539—543 (1960).

COWAN, M. A.: Intermittent treatment of Trichophyton rubrum infections with griseofulvin. Brit. J. Derm. **72**, 185—187 (1960).

FRANK, L., K. STEINER, J. KAUFMAN and J. CHIARAMONTE: A clinical evaluation and toxicity study of griseofulvin. N. Y. State J. Med. **60**, 1230—1233 (1960).

FRIEDMAN, L., V. J. DERBES and T. A. TROMOVITCH: Single dose therapy of tinea capitis. Arch. Derm. Syph. (Chicago) **82**, 415—418 (1960).

GENTLES, J. C.: Experimental ringworm in guinea pigs: oral treatment with griseofulvin. Nature (Lond.) **182**, 4633, 476—477 (1958).

— The treatment of ringworm with griseofulvin. Brit. J. Derm. **71**, 427—433 (1959).

GENTLES, J. C., and M. J. BARNES: A report on animal experiments with griseofulvin. The griseofulvin content of hair. Arch. Derm. Syph. (Chicago) 81, 703—708 (1960).

—, M. J. BARNES and K. H. FANTES: Presence of griseofulvin in hair of guinea pigs after oral administration. Nature (Lond.) 183, 4656, 256—257 (1959).

GOLDMAN, L., A. BEYER and J. SCHWARZ: Absence of local cytotoxic change in man from griseofulvin. Nature (Lond.) 187, 4734, 355 (1960).

GROVE, J. F., D. ISMAY, J. McMILLAN, T. P. C. MULHOLLAND and M. A. T. ROGERS: The structure of griseofulvin. Chem. and Ind. 1951, 219—220.

—, and J. C. McGOWAN: Identity of griseofulvin and "curling factor". Nature (Lond.) 160, 4069, 574 (1947).

—, J. McMILLAN, T. P. C. MULHOLLAND and M. A. T. ROGERS: Griseofulvin, Part I—VI. J. chem. Soc. 1952, 3949—4002.

HEITE, H.-J., u. D. JANKE: Griseofulvin. Dtsch. med. Wschr. 84, 2202—2206 (1959).

HEYMER, T.: Untersuchungen über den Einfluß des Griseofulvins auf die Mitose bei Vicia faba L. Dtsch. med. Wschr. 85, 438—439 (1960).

LAUDER, I. M., and J. G. O'SULLIVAN: Ringworm in cattle. Prevention and treatment with griseofulvin. Vet. Rec. 70, 949—951 (1958).

LIVINGOOD, C. S., M. BRANNEN, R. L. ORDERS, J. B. KOPSTEIN and J. W. REBUCK: Effect of prolonged griseofulvin administration on liver, hematopoietic system, and kidney. Arch. Derm. Syph. (Chicago) 81, 760—765 (1960).

McCUISTION, C. H., M. LAWLIS and B. B. GONZALEZ: Human pharmacological studies with griseofulvin. Arch. Derm. Syph. (Chicago) 81, 766—768 (1960).

McLEOD, J., and W. O. NELSON: Griseofulvin and human spermatogenesis. Proc. Soc. exp. Biol. (N. Y.) 102, 259—260 (1959); — Arch. Derm. Syph. (Chicago) 81, 758—759 (1960).

McNALL, EARL G.: Metabolic studies on griseofulvin and its mechanism of action. Antibiot. Ann. 1959—1960, 674—679; — Biochemical studies on the metabolism of griseofulvin. Arch. Derm. Syph. (Chicago) 81, 657—661 (1960).

MEARA, R. H.: Tinea capitis treated with griseofulvin. Brit. J. Derm. 72, 169—172 (1960).

OXFORD, A. E., H. RAISTRICK and P. SIMONART: Studies in the biochemistry of micro-organisms. LX. Griseofulvin, $C_{17}H_{17}O_6Cl$, a metabolic product of Penicillium griseo-fulvum Dierckx. Biochem. J. 33, 240—248 (1939).

PAGET, G. E., and A. L. WALPOLE: Some cytological effects of griseofulvin. Nature (Lond.) 182, 4645, 1320—1321 (1958).

ROBINSON, H. M., R. C. V. ROBINSON, E. S. BERESTON, L. L. MANCHEY and F. K. BELL: Griseofulvin, clinical and experimental studies. Arch. Derm. Syph. 81, 66—80 (1960).

ROTH JR., F. J., and H. BLANK: The bioassay of griseofulvin in human stratum corneum. Arch. Derm. Syph. (Chicago) 81, 662—666 (1960).

SCHWARZ, J., and J. K. LOUTZENHISER: Laboratory experiences with griseofulvin. Arch. Derm. Syph. (Chicago) 81, 694—699 (1960).

Prof. Dr. med. H.-J. HEITE,
Freiburg i. Brsg.,
Univers.-Hautklinik,
Hauptstr. 7

     J. R. Frey, A. Brossi, H. Geleick und H. J. Scholer:

Aus der Forschungsabteilung der F. Hoffmann-La Roche & Co. AG. Basel

Stereospezifität der Griseofulvinwirkung

Von

J. R. Frey, A. Brossi, H. Geleick und **H. J. Scholer**, Basel

Mit 3 Abbildungen

Mit der Griseofulvin-Totalsynthese von Brossi u. Mitarb. (*1, 2, 3*) eröffnete sich die Möglichkeit, die antimykotische Aktivität von natürlichem und synthetischem Griseofulvin zu vergleichen und — durch

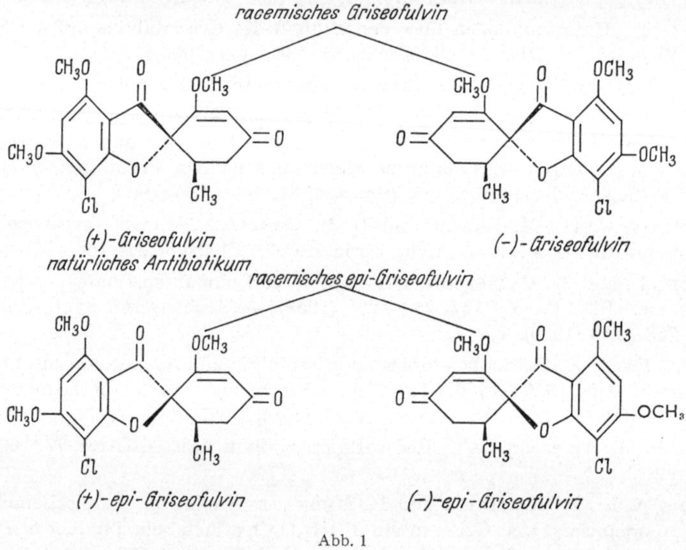

Abb. 1

Prüfung zahlreicher synthetischer und natürlicher griseofulvinähnlicher Verbindungen — die Beziehungen zwischen chemischer Konstitution und Wirksamkeit kennenzulernen. In der kurzbemessenen Zeit kann nur auf die Versuche mit dem natürlichen (+)-Griseofulvin und zwei ihm am nächsten stehenden Verbindungen eingegangen werden. Es handelt sich dabei erstens um das synthetisch gut zugängliche epi-Griseofulvin, das Racemat eines Diastereomeren von (+)-Griseofulvin, und zweitens um das ebenfalls synthetisch gewonnene racemische Griseofulvin, das aus gleichen Anteilen des natürlichen (+)-drehenden und des unnatürlichen (—)-drehenden Antipoden zusammengesetzt ist (Abb. 1).

Zur Beurteilung der antimykotischen Wirksamkeit wurden drei voneinander unabhängige Methoden bzw. Kriterien herangezogen: 1. Fungistase von Trichophyton mentagrophytes in vitro, 2. „Curling-Effekt" auf Botrytis allii in vitro und 3. Verhütung des Auftretens von Mykoseherden bei der experimentellen Meerschweinchen-Trichophytie.

Bei der in vitro-Prüfung gegen T. mentagrophytes wurde die geringste Konzentration der Wirkstoffe ermittelt, welche das Wachstum des Pilzes auf Sabouraud-Maltose-Agar während 4 Wochen Bebrütung (Zimmertemperatur) vollständig hemmt; im B. allii-Test, der nach BRIAN u. Mitarb. (4) durchgeführt wurde, die geringste Konzentration, welche „Curling" verursacht, das für Griseofulvinwirkung spezifische „lockenartige" Wachstum der Hyphen (Abb. 2).

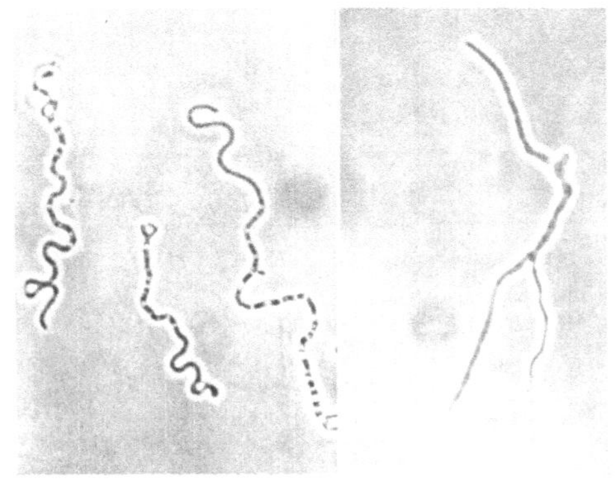

Abb. 2. Links: „*Curling-Effekt*": „lockenartiges" Wachstum junger Hyphen von Botrytis allii unter der Wirkung von 0,63 γ/ml Griseofulvin. Rechts: Kontrolle: normales Wachstum. Phasenkontrast 400mal

Die Abstufung der Konzentrationen erfolgte im Verhältnis 1 : 2. Bei der experimentellen Meerschweinchen-Trichophytie (T. mentagrophytes [5]) bestimmten wir die geringste Wirkstoffmenge pro kg und Tag, welche das Auftreten von Mykoseherden bei allen Tieren verhindert, und stuften hierzu die Dosen noch enger ab als bei den in vitro-Prüfungen, nämlich im Verhältnis 1 : 1,5. Die perorale, tägliche Behandlung begann 4 Tage vor der Infektion und wurde bis zum 21. Tag nach der Infektion fortgesetzt, wenn bei unbehandelten Kontrolltieren schon die Selbstheilung der Herde eingesetzt hat (Abb. 3).

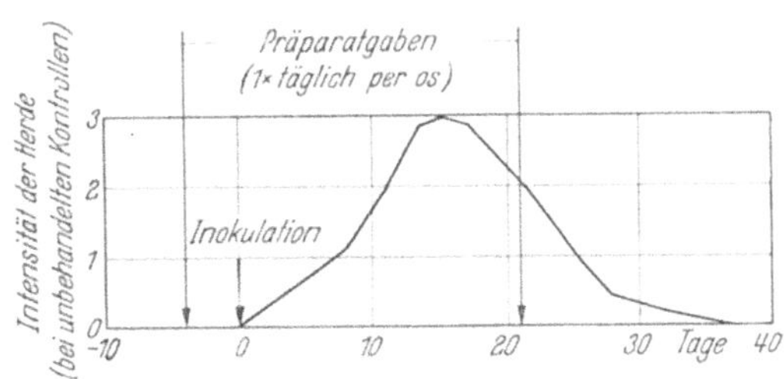

Abb. 3. Behandlungsschema bei der experimentellen Meerschweinchen-Trichophytie

Das natürliche (+)-Griseofulvin bewirkte in vitro-Hemmung von T. mentagrophytes in der Konzentration von 50 γ/ml und „Curling-Effekt" auf B. allii in einer solchen von 0,63 γ/ml. Bei den mit T. mentagrophytes infizierten Meerschweinchen wurde das Auftreten von Mykoseherden durch tägliche Dosen von 15 mg/kg verhindert. Für das synthetische racemische Griseofulvin, das zu 50% (+)-Griseofulvin enthält, vermuteten wir die halbe Wirksamkeit des natürlichen Antibioticums, denn eine wesentliche Aktivität des unnatürlichen optischen Antipoden war, nach den Erfahrungen mit anderen biologisch wirksamen Naturprodukten, recht unwahrscheinlich. Überraschenderweise ergab aber das synthetische Racemat die genau gleichen Resultate wie das rechtsdrehende Naturprodukt. Es entsprach hingegen der Erwartung, daß das diastereomere, ebenfalls durch Synthese gewonnene racemische epi-Griseofulvin in allen Testen inaktiv war (Tab. 1).

Tabelle 1. *Antimykotische Wirkungen von (+)-Griseofulvin, racemischem Griseofulvin und racemischem epi-Griseofulvin*

Kriterium	natürliches (+)-Griseofulvin	racemisches Griseofulvin	racemisches epi-Griseofulvin
1. Fungistase von Trichophyton mentagrophytes in vitro (γ/ml) . .	50	50	>1000
2. „Curling-Effekt" auf Botrytis allii in vitro (γ/ml)	0, 63	0, 63	125
3. Verhütung von Mykoseherden bei der experimentellen Meerschweinchen-Trichophytie (mg/kg und Tag per os)	15	15	>200

Der genaueste Vergleich zwischen (+)-Griseofulvin und racemischem Griseofulvin wurde durch die experimentelle Meerschweinchen-Trichophytie vermittelt, wo die Dosen besonders eng abgestuft waren und sich außerdem die erstaunliche „Alles-oder-nichts-Reaktion" zeigte, daß durch je 15 mg/kg beider Wirkstoffe die Mykose bei allen Tieren vollständig unterdrückt wurde, während es bei Tagesdosen von je 10 mg/kg bei allen Tieren zu typischen Herden kam (Tab. 2). Noch sicherer als auf Grund der in vitro-Versuche kann somit ausgesagt werden, daß der Effekt des racemischen Griseofulvins nicht nur durch den 50%igen Gehalt an

Tabelle 2. *Gleichheit der Wirkung von (+)-Griseofulvin und racemischem Griseofulvin auf die experimentelle Meerschweinchen-Trichophytie*

Präparat	Dosis pro kg und Tag (per os)	Anzahl Tiere *mit* Herden	Anzahl Tiere *ohne* Herde
natürliches (+)-Griseofulvin	15 mg	0	16[1]
	10 mg	16	0
racemisches Griseofulvin	15 mg	0	16
	10 mg	16	0
Kontrollen (unbehandelt)	—	16	0

[1] Zusammenfassung von 2 verschiedenen Versuchen mit Gruppen zu 8 Tieren.

(+)-Griseofulvin zustandekommt — 7,5 mg/kg desselben wären ja unwirksam —, sondern daß auch das unnatürliche (−)-Griseofulvin erhebliche Aktivität besitzen muß. Durch die außerordentliche Übereinstim-

mung der soeben gezeigten Ergebnisse sind wir sogar geneigt, dem links-
drehenden Antipoden die genau gleiche Wirksamkeit zuzusprechen wie
dem natürlichen, rechtsdrehenden Antibioticum. Der direkte experimentelle Beweis soll erbracht werden, sobald es gelungen ist, reines
(−)-Griseofulvin in genügender Menge darzustellen.

Zusammenfassung

In Versuchen in vitro und am Meerschweinchen zeigte synthetisches
racemisches epi-Griseofulvin keine antimykotische Aktivität, während
synthetisches racemisches Griseofulvin gleich stark wirkte wie das natürliche (+)-Griseofulvin. Auf Grund dieser Befunde ist die Griseofulvinwirkung hinsichtlich der Stereochemie strukturspezifisch, aber nicht
hinsichtlich der optischen Konfiguration.

Summary

When tested "in vitro" and in the guinea pig, synthetic racemic
epi-Griseofulvin did not show any antimycotic effect, while synthetic
racemic Griseofulvin was exactly as active as natural (+)-Griseofulvin.
From these findings we conclude that the activity of Griseofulvin is
specific in respect to stereochemistry, but not to optical configuration.

Résumé

Dans des essais in vitro et chez le cobaye, l'épi-griséofulvine racémique
synthétique s'est montrée dépourvue d'activité antimycotique, tandis
que la griséofulvine racémique synthétique s'est révélée aussi active que la
(+)-griséofulvine naturelle. A la suite de ces résultats on peut conclure
que l'activité de la griséofulvine est liée spécifiquement à sa stéréochimie
mais non à sa configuration optique.

Literatur

1. BROSSI, A., M. BAUMANN, M. GERECKE u. E. KYBURZ: Syntheseversuche in der
Griseofulvin-Reihe. Vorläufige Mitteilung. Totalsynthese von Griseofulvin.
Helv. chim. Acta **43**, 1444—1447 (1960).
2. — — — — Syntheseversuche in der Griseofulvinreihe. 1. Mitteilung. Eine
Totalsynthese von Griseofulvin. Helv. chim. Acta **43**, 2071—2082 (1960).
3. KYBURZ, E., H. GELEICK, J. R. FREY u. A. BROSSI: Syntheseversuche in der
Griseofulvinreihe. 2. Mitteilung. Abwandlung im Ring C von Griseofulvin.
Helv. chim. Acta **43**, 2083—2087 (1960).
4. BRIAN, P. W., P. J. CURTIS and H. G. HEMMING: A substance causing abnormal
development of fungal hyphae produced by Penicillium janczewskii Zal. Trans.
Brit. Mycol. Soc. **29**, 173 (1946).
5. FREY, J. R., u. H. GELEICK: Zur Wirkung von Griseofulvin auf die experimentelle Trichophytie des Meerschweinchens. Dermatologica (Basel) **119**, 132—148
(1959).

Anschrift der Verfasser:
Forschungsabteilung der
Fa. F. Hoffmann-La Roche & Co. AG.,
Basel/Schweiz

Aus der Universitäts-Hautklinik Gießen
(Direktor: Prof. Dr. R. M. Bohnstedt)

Über die unterschiedliche Wirkung von Griseofulvin in vitro auf verschiedene Pilzarten

Von

W. Knoth, R. C. Knoth-Born und H. Ranft, Gießen

Mit 4 Abbildungen

Im August 1959 begannen in unserer Klinik in vitro-Untersuchungen über die antimykotische Wirksamkeit von Griseofulvin, das in Form handelsüblicher Tabletten zur Verfügung stand. Bei den Lösungsmittelversuchen, die zunächst recht unbefriedigend waren (verschiedene Öle, wäßrige Lösungsmittel, Äther, Benzin, Benzol, Aceton), ergab sich, daß Dimethylformamid in 1%iger Konzentration alle Bedingungen (gute Lösung des Griseofulvins; keine eigene antimykotische Wirkung) am besten erfüllte. Von etwa 2500 angelegten Kulturen entfielen mehr als die Hälfte zur Klärung der Konzentrationsfrage, als Lösungsmittelversuche, auf Vorversuche. Folgende Griseofulvin-Konzentrationen pro ml Nährboden erwiesen sich für die Experimente geeignet: 0,1; 0,2; 0,5; 1,0; 2,0; 3,0; 4,0 und 5,0 γ. Insgesamt wurden 6 verschiedene Fadenpilze und 3 Hefen in den Versuch genommen. Alle Pilze züchteten wir auf Grütz-III-Nährboden. Von den frisch hergestellten Ausgangskulturen wurden jeweils gleich große Partikel auf die Versuchskulturen überimpft. Neben normalen, ohne Griseofulvin und ohne Lösungsmittelzusatz, legten wir auch Lösungsmittel-Kontrollkulturen an. Zur Bestätigung der ersten Versuchsergebnisse wurde nochmals unter gleichen Bedingungen eine zweite Serie mit über 1000 Kulturen geprüft. Während einer Gesamtzüchtungsdauer von 21 Tagen führten wir Wachstumshofmessungen in zwei Dimensionen und in 3tägigen Intervallen durch.

Ergebnisse

Wir fanden eine sehr unterschiedliche Empfindlichkeit der einzelnen Fadenpilze gegenüber Griseofulvin. Die nachstehende Aufstellung gibt die gefundene Empfindlichkeits-Skala wieder, wobei das Mikrosporum audouinii am stärksten und das Mikrosporum gypseum am wenigsten gehemmt wurden:

1. Mikrosporum audouinii
2. Trichophyton megninii
3. Epidermophyton floccosum
4. Mikrosporum canis
5. Trichophyton mentagrophytes
6. Mikrosporum gypseum

Berücksichtigt man die Wachstumshofausdehnung bei den verschiedenen Griseofulvin-Konzentrationen im Nährboden für jede einzelne Species, so wird deutlich, daß sich konzentrationsabhängige (1. Gruppe)

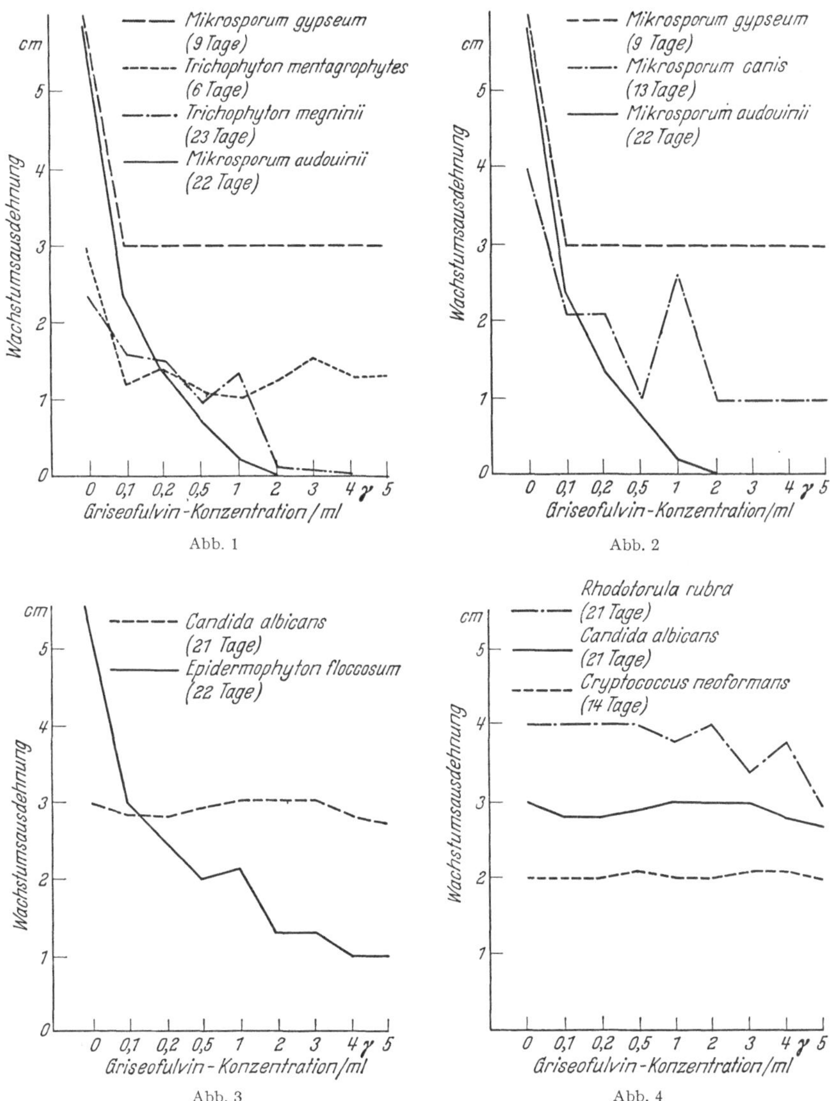

und konzentrationsunabhängige (2. Gruppe) Pilze unterscheiden lassen. Zur 1. Gruppe gehören zum Beispiel das Mikrosporum audouinii und das Epidermophyton floccosum, zur 2. Gruppe das Mikrosporum gypseum und das Trichophyton mentagrophytes.

Das Mikrosporum canis stellte sich erst bei 2 γ Griseofulvin pro ml Nährboden auf den Zustand der Konzentrationsunabhängigkeit ein, so daß es bei diesem Pilz mit Verstärkung des antimykotischen Prinzips auf 3, 4 und 5 γ Griseofulvin pro ml Nährboden zu keiner weiteren Hemmwirkung mehr kam (Abb. 1—3).

Unsere Hefeversuche führten wir an Candida albicans, Rhodotorula rubra und Cryptococcus neoformans aus. Bei der ersten Serie hatte man den Eindruck, daß dem Griseofulvin ein geringer wachstumsfördernder Effekt zukommt. Die weitere Prüfung in neuen Testreihen zeigte jedoch, daß bei Festlegung der mittleren Wachstumskurven aller protokollierten Meßwerte der ersten und zweiten Serie, der normalen und Lösungsmittel-kontrollkulturen, keine Beeinflussung des Hefewachstums durch Griseofulvin nachgewiesen werden konnte. Die Schwankungen der Wachstumskurven lagen im Bereich der Fehlerbreite (Abb. 4).

Besprechung der Ergebnisse

Die von uns ermittelte Empfindlichkeits-Skala von 6 verschiedenen Fadenpilzen stimmt mit den Ergebnissen der in vitro-Versuche von Götz nahezu vollständig überein. Lediglich bei Mikrosporum canis, das Götz zu den hochgradig-empfindlichen Pilzen zählt, fanden wir nur eine gute Empfindlichkeit, wenn man die Götzsche Einteilung zugrunde legt. Eine wechselnde Empfindlichkeit von Pilzen gleicher Species, aber verschiedener Herkunft (s. Götz), könnte als Erklärung für dieses unterschiedliche Ergebnis herangezogen werden.

Das Phänomen der Konzentrationsunabhängigkeit, das wir bei Mikrosporum gypseum, Trichophyton mentagrophytes und Mikrosporum canis beobachten konnten, bedarf einer weiteren Aufklärung. Es wurde von uns zunächst nur als Zufallsbefund registriert, später aber doch beachtet, da sich in der zweiten Versuchsserie dieser Effekt reproduzieren ließ. Daß sich das Mikrosporum gypseum und das Trichophyton mentagrophytes bereits bei der niedrigsten Griseofulvin-Konzentration mit 0,1 γ pro ml Nährboden auf eine deutlich gehemmte Wachstumsausdehnung einstellten, darüber hinaus aber durch höhere bis 5 γ Griseofulvin pro ml Nährboden nicht mehr beeinflussen ließen, könnte auf Probleme der Wirkungsweise des antibiotischen Antimykoticums (Fungistase?) und auf Fragen des Pilzstoffwechsels (Ruhestoffwechsel, im Gegensatz zu Wachstumsstoffwechsel?) hinlenken. Überimpft man die so gehemmten Kulturen der obengenannten Gruppe auf griseofulvinfreie Nährböden, so läßt sich wieder normale Proliferationsfähigkeit erzielen. Ob dieser Effekt der Konzentrationsunabhängigkeit für die weiteren klinischen (Rezidivursachen?) und experimentellen Untersuchungen über Griseofulvin von Bedeutung sein wird, können wir noch nicht übersehen.

SEELIGER wies uns darauf hin, daß die ungleich gemischten Implantate mit mehr oder weniger Mycel bzw. Conidien bei den einzelnen Pilzarten sowie das unterschiedliche Ansprechen des Griseofulvins auf Hyphen und Sporen dieses Phänomen mit verursachen könnten.

Die Ergebnisse unserer Hefeversuche erbrachten keinen Hinweis, daß dem Antibioticum Griseofulvin eine fördernde Wirkung auf Candida albicans, Rhodotorula rubra und Cryptococcus neoformans zukommt. Dennoch bleibt der Eindruck bestehen, daß in einigen Fällen sich eine Candidamykose bei Patienten unter einer fälschlicherweise eingeleiteten Griseofulvin-Therapie ungünstiger als gewöhnlich entwickeln kann (s. auch JANKE). Beobachtungen über das Fortschreiten einer Dermatomykose trotz nachgewiesener Fadenpilzinfektion und Griseofulvin-Therapie zeigten, daß die weitere Unterhaltung und Ausgestaltung der Krankheit von der Mischinfektion mit zum Beispiel Candida albicans übernommen wird. Wir halten es für möglich, daß bei diesen mischinfizierten Krankheitsfällen die alleinige Bekämpfung der Fadenpilzinfektion nicht nur die Hefe unberührt, sondern durch die Störung des vorher möglicherweise bestandenen biologischen Gleichgewichts auch stärker ausbreiten läßt. Auf eine zusätzliche antimykotische Lokaltherapie kann daher bei diesen Kranken nicht verzichtet werden. Es sei nochmals betont, daß eine direkte Einwirkung des Griseofulvins auf Hefe weder im fördernden noch im hemmenden Sinne sich in vitro nachweisen läßt. Die diesbezüglichen klinischen Probleme lassen sich lösen mit dem Nachweis einer gemeinsamen Hefen-Fadenpilzinfektion oder betreffen Fragen des Wirtes, des noch fraglichen biologischen Gleichgewichtes und anderer Unbekannten.

Weitere in vitro-Versuche mit lokalwirksamen Griseofulvin-Präparaten sind geplant. In der eigenen klinischen Prüfung waren bisher eine 2%ige Griseofulvin-Salbe und ein 6%iger Griseofulvin-Spray im Vergleich zu den anderen bewährten Lokalantimykotika unterlegen.

Literatur

GÖTZ, H.: Hautarzt **10**, 539 (1959); s. dort weitere Lit.
HEILMANN, F.: Zit. nach GÖTZ.
JANKE, D.: Verh. dtsch. Ges. Dermatol. Hamburg 1960; Arch. exp. klin. Dermat. im Druck.
SEELIGER, H. P. R.: Persönl. Mitteilung.

Anschrift der Verfasser:
Univ.-Hautklinik, Gießen, Gaffkystr. 14

Aus der Universitäts-Hautklinik Hamburg-Eppendorf
(Direktor: Prof. Dr. Dr. J. KIMMIG)

In vitro-Beobachtungen zur Wirkungsweise des Griseofulvins

Von

H. RIETH, Hamburg

Mit 12 Abbildungen

Die Wirkung des Griseofulvins auf die Pilzzelle läßt sich unter dem Mikroskop kontinuierlich beobachten. Besonders geeignet sind Dermatophyten-Kulturen auf Grütz-Kimmig-Agar in Petrischalen. Die Aussaat

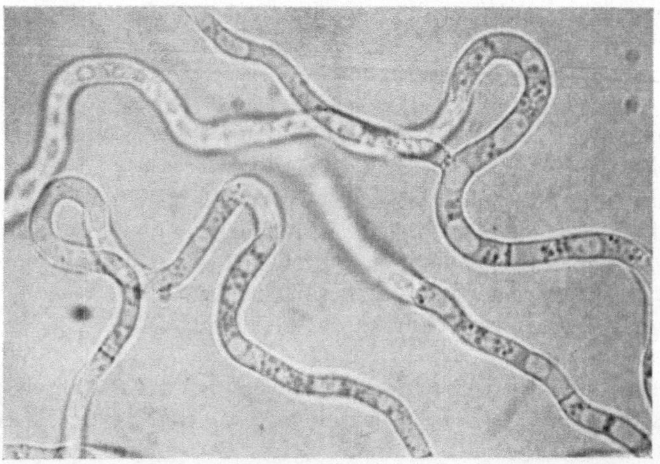

Abb. 1. Schlängelung der Pilzhyphen ("curling effect") durch 1 γ/ml Griseofulvin *(Mikrosporum gypseum)*

der Pilzelemente erfolgt durch Ausstreichen einer stark verdünnten Suspension auf der Agaroberfläche. Unmittelbar danach werden pro Petrischale 4 Deckgläschen aufgelegt. Die mikroskopische Beobachtung läßt sich jederzeit — ohne eine störende Verunreinigung befürchten zu müssen — durch die Deckgläschen hindurch vornehmen und beginnt noch am Tage der Beimpfung.

Die Griseofulvinkonzentrationen können beliebig gewählt werden, besonders schöne Bilder erhält man mit Konzentrationen von 1 γ/ml bis 50 γ/ml Griseofulvin in Grütz-Kimmig-Agar. Von großer Bedeutung ist das *Lösungsmittel*, da z. B. das für Griseofulvin besonders geeignete N,N'-Dimethylformamid in Verdünnungen von 2—5% *keimungshemmend*, in höheren Konzentrationen sogar zellschädigend wirkt. Um

Fremdwirkungen auszuschalten, nimmt man wäßrige Griseofulvinlösungen. Zwar lösen sich nur wenige γ Griseofulvin pro Milliliter, für den angestrebten Zweck ist das aber ausreichend. Vergleichskulturen mit anderen Lösungsmitteln sind sehr aufschlußreich.

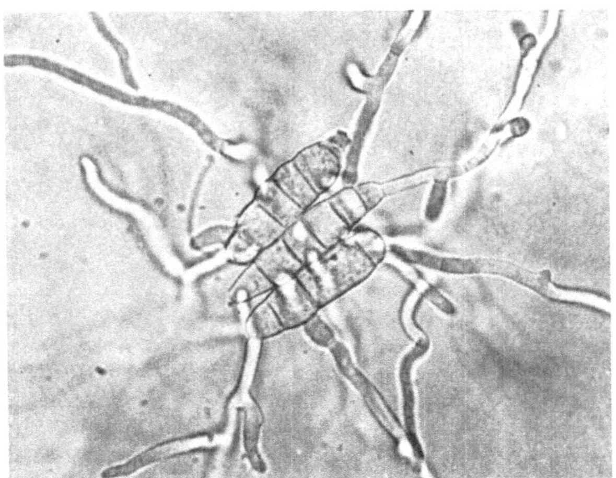

Abb. 2. Normal auskeimende Makroconidien von *Mikrosporum gypseum*

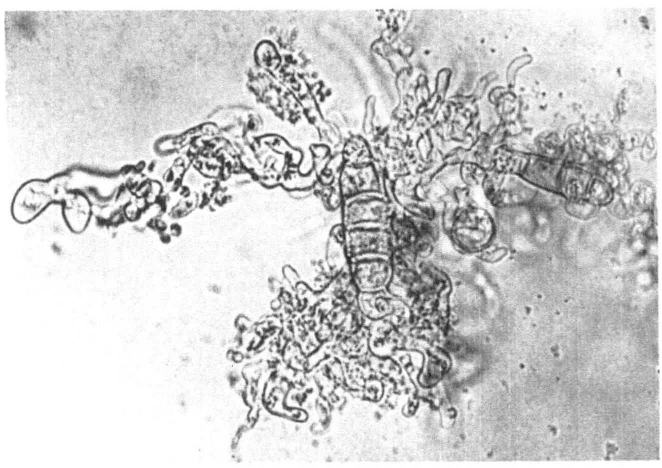

Abb. 3. Unter der Einwirkung von 20 γ/ml Griseofulvin auskeimende Makroconidie von *Mikrosporum gypseum* (schwerste Hyphenzerstörung unter Protoplasmaaustritt)

Die auffälligste und bekannteste durch Griseofulvin bewirkte mikromorphologische Veränderung der Pilzhyphen ist die Wellung (POLEMANN); deshalb ist Griseofulvin auch als *"curling factor"* bezeichnet worden (Abb. 1). Normalerweise sehen die Pilzfäden, je rascher sie wachsen, um

2*

so gerader aus; abhängig vom verfügbaren freien Raum bilden sich Ver-
zweigungen (Abb. 2).

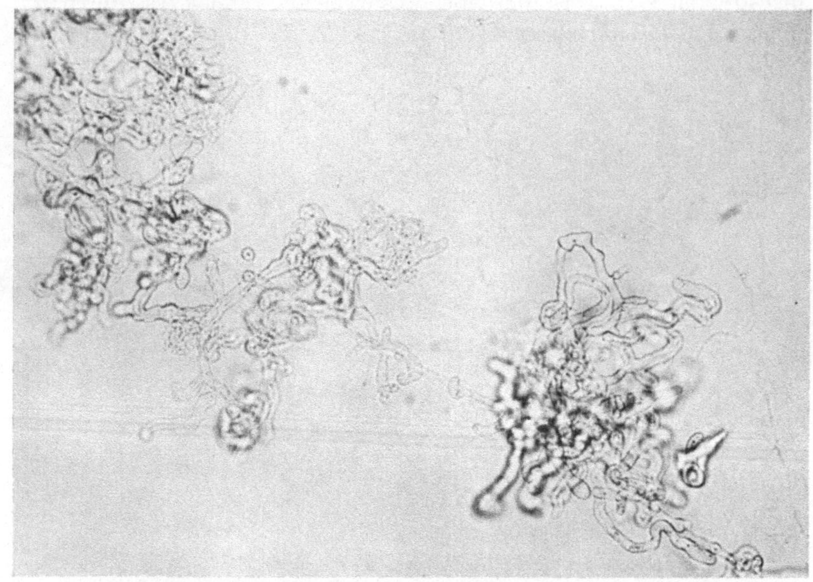

Abb. 4. Hyphenverknäuelung bei *Mikrosporum gypseum* am Rande eines Lochtestes mit Griseofulvin
(8 Tage alte Kultur)

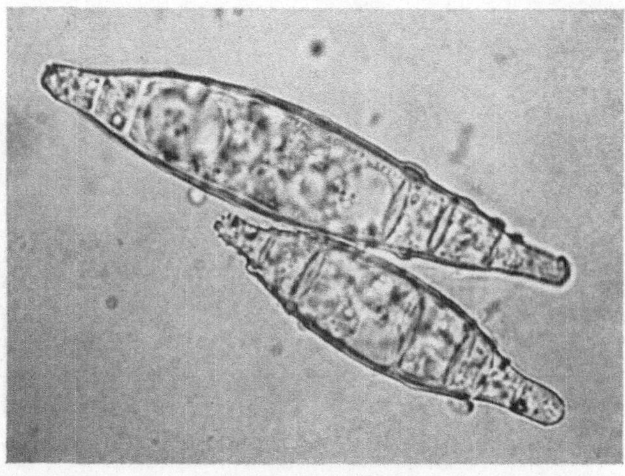

Abb. 5. Makroconidien von *Mikrosporum canis*. Keimungshemmung durch 5% N,N'-Dimethylformamid
(nach 72 Std Bebrütung)

Bei einer Griseofulvinkonzentration von 20 γ/ml kann es, je nach
Pilzart und Stamm, bereits zu schweren Wachstumsstörungen der Pilzzelle kommen (Abb. 3); die Hyphen werden dünnwandig und platzen,

das Cytoplasma tritt an einigen Stellen aus; einzelne Hyphen sind ballonartig aufgetrieben, andere sind optisch leer.

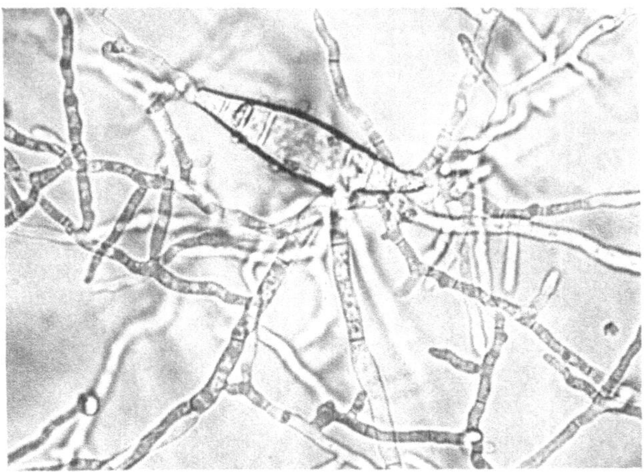

Abb. 6. Normale Mikrokultur von *Mikrosporum canis* (nach 72 Std Bebrütung auf Grütz-Kimmig-Agar)

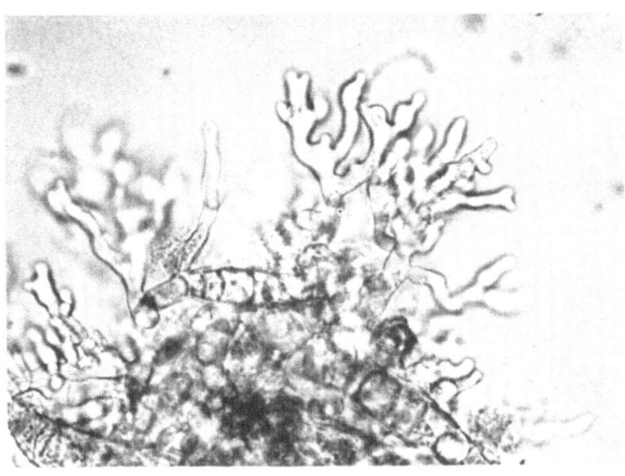

Abb. 7. Mikrokultur von *Mikrosporum canis* unter Einwirkung von 10 γ/ml Griseofulvin
(nach 8 Tagen Bebrütung)

Ist die Griseofulvinkonzentration niedrig genug, um die Pilzzelle
noch am Leben zu lassen, dann kommt es innerhalb einer Zeitspanne von
wenigen Tagen zu grotesken Hyphenverknäuelungen und Mißbildungen
(Abb. 4).

5—10% N,N'-Dimethylformamid in Grütz-Kimmig-Agar bewirken
allein schon eine Keimungsverzögerung um mehrere Tage (Abb. 5); es
kann sogar zur totalen Vernichtung der Keimkraft kommen.

Während eine normal wachsende Dermatophytenkultur nach 72 Std bereits üppige Entwicklung von Keimhyphen zeigt (Abb. 6), ist die Hyphenbildung unter der Einwirkung von Griseofulvin schwer gestört.

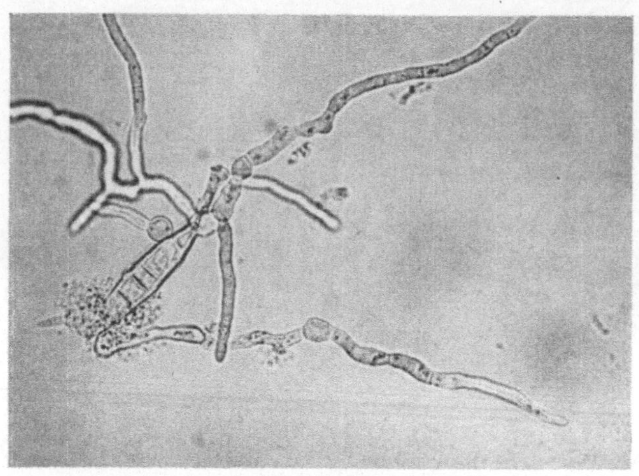

Abb. 8. Semi-fungicide Wirkung von 20 γ/ml Griseofulvin in 5% N,N'-Dimethylformamid auf eine auskeimende Makroconidie von *Mikrosporum canis*

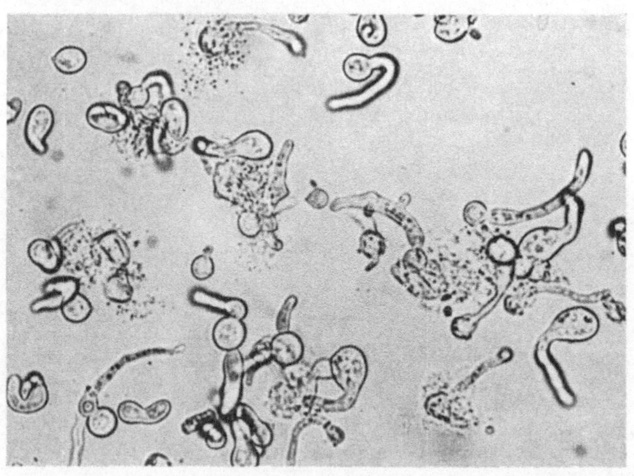

Abb. 9. Mikroconidien von *Trichophyton rubrum* unter Einwirkung von 20 γ/ml Griseofulvin in 5% N,N'-Dimethylformamid. Ein Teil der Zellen ist geplatzt, das Cytoplasma ausgetreten

Stark verästelte, knorrige Hyphen, korallenähnliche Bildungen, hirschgeweihartige Deformierungen (Abb. 7) und Kronleuchter, wie sie bei Favuserregern vorkommen, treten unter der Griseofulvineinwirkung auch bei Mikrosporum canis und andern Dermatophyten auf.

Bei geeigneter Konzentration wird ein Teil der Pilzzellen zerstört, während einzelne Hyphen, insbesondere die nach der Peripherie strebenden, ihr Cytoplasma weitervermehren. Ob es sich dabei um eine noch näher zu definierende Adaptation oder um die Bildung von Griseofulvinase handelt, läßt sich morphologisch nicht entscheiden. Zu disku-

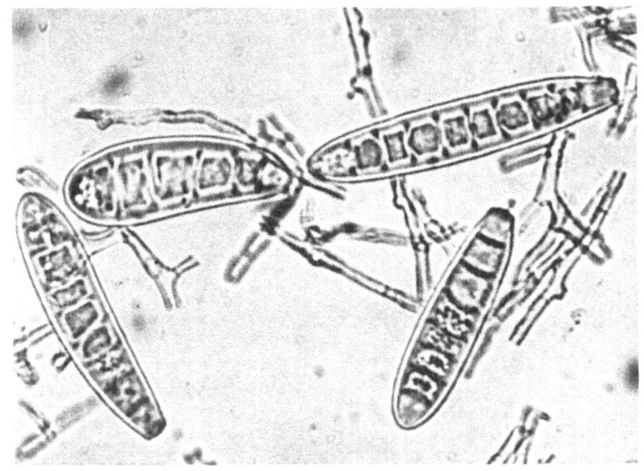

Abb. 10. Makroconidien von Keratinomyces ajelloi; Ruhepause unmittelbar nach der Aussaat

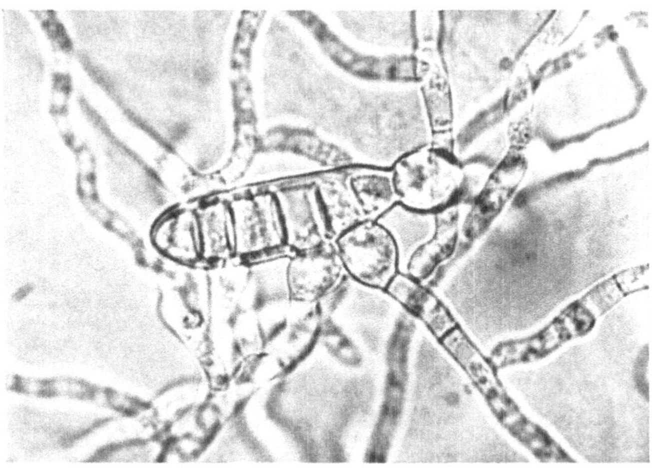

Abb. 11. Keratinomyces ajelloi (Mikrokultur). Trotz Einwirkung von 10 γ/ml Griseofulvin normal auskeimende Makroconidie

tieren ist auch, ob das aus geplatzten Zellen austretende Cytoplasma (Abb. 8 und 9) das Griseofulvin inaktivieren kann.

Bemerkenswert weniger griseofulvinempfindlich als die Pilze der Gattungen Trichophyton, Mikrosporum und Epidermophyton ist der Dermatophyt *Keratinomyces ajelloi* (Abb. 10 und 11).

Bei *Sporotrichum schenckii* läßt sich einwandfrei beobachten, daß Griseofulvin zu einer ausgeprägten Wellung der Hyphen führt; zugleich wird die Bildung der Mikroconidien zeitweilig völlig unterdrückt. Die Hefephase bleibt dagegen mikromorphologisch unbeeinflußt (Abb. 12).

Die Beobachtung von Strukturveränderungen der Pilzzellen, wie sie mit der angegebenen Methode leicht durchgeführt werden kann, stellt

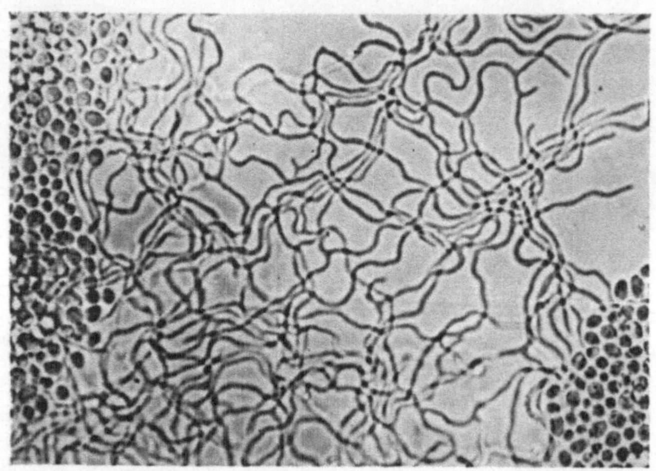

Abb. 12. Sporotrichum schenckii. Mycel durch 50 γ/ml Griseofulvin gewellt, Hefephase unbeeinflußt

nicht nur eine wertvolle Bereicherung unserer Kenntnisse dar, sie erlaubt darüber hinaus mit einfachen Mitteln die unmittelbare Teilnahme an interessanten und auswertbaren Vorgängen im Mikrokosmos.

Dr. Hans Rieth, Univers.-Hautklinik,
Hamburg-Eppendorf

Aus der Universitäts-Hautklinik Hamburg-Eppendorf
(Direktor: Prof. Dr. Dr. J. Kimmig)

Manometrische Messungen an Dermatophyten unter der Einwirkung von Griseofulvin

Von

Joh. Meyer-Rohn, Hamburg

Mit 12 Abbildungen

Warburg hat, auf den theoretischen Grundlagen der Sauerstoffverbrauchsmessung von Barcroft fußend, eine Apparatur entwickelt, die es gestattet, mittels eines geschlossenen Manometersystems Veränderungen des Gasdruckes festzustellen. Auf diese Weise ist es möglich, Reaktionen der Zelle zu beobachten und quantitativ zu registrieren, die mit dem Verschwinden und Entstehen von Gasen verbunden sind. Solche Reaktionen, die an normalen Körperzellen, Tumorzellen und Bakterien-

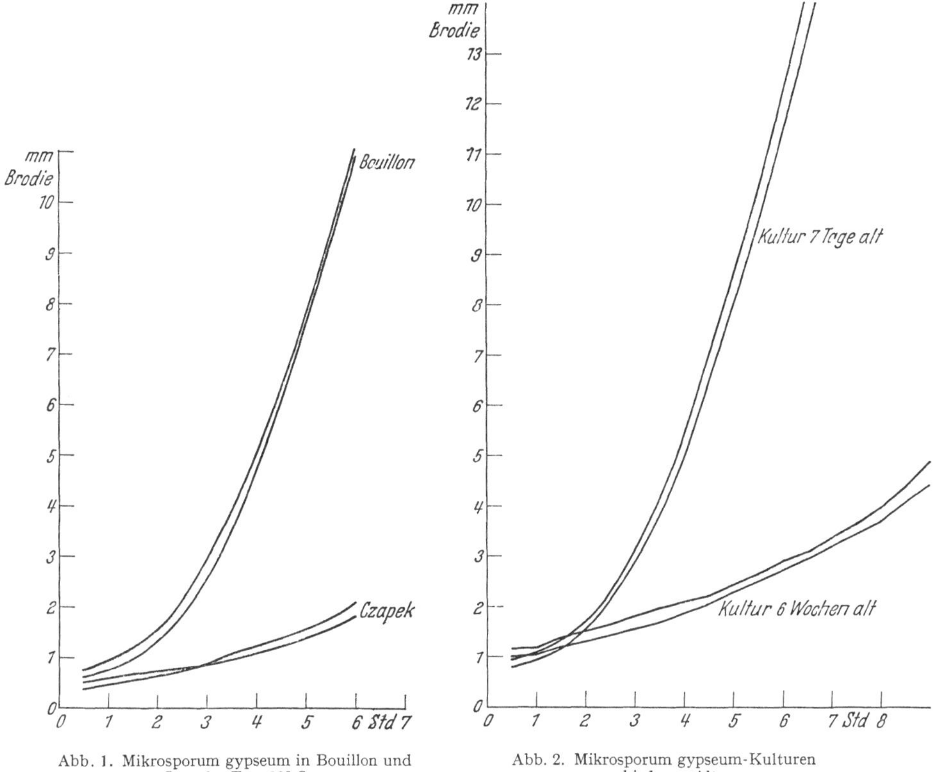

Abb. 1. Mikrosporum gypseum in Bouillon und Czapek, $T = 30°$ C

Abb. 2. Mikrosporum gypseum-Kulturen verschiedenen Alters

zellen beobachtet werden können, sind z. B.: Sauerstoffverbrauch, Kohlendioxydbildung, Produktion von Milchsäure oder molekularem Wasserstoff.

An Bakterien und Blastomyceten machen solche Messungen heute methodisch kaum Schwierigkeiten. Anders ist dies bei den im allgemeinen langsam wachsenden Dermatophyten. Wir mußten daher — gemeinsam mit KUBITZKI — erst in Vorversuchen brauchbare Versuchsbedingungen entwickeln, um den Sauerstoffverbrauch als Zeichen gesteigerter oder durch bestimmte Wirkstoffe gehemmter Atmungs-, d. h. Lebensfunktionen zu messen. Das geschieht dadurch — ich darf dies vorausschicken —, daß man die gleichzeitig entstehende Kohlensäure durch Kalilauge bindet. So kann der verbrauchte Sauerstoff infolge des Verlustes an Gasvolumen am Manometer direkt gemessen werden.

Es ist allgemein bekannt, daß bei bakteriologischen Untersuchungen der Zusammensetzung des Nährmediums und dem Alter der Kulturen große Bedeutung zukommen. Bei unseren Versuchen kam es auf ein schnelles Wachstum der Dermatophyten an; als Nährboden hat sich dabei eine Bouillon folgender Zusammensetzung als optimal erwiesen:

Standard II Nährbouillon Merck

mit Maltose   4%
Glucose   2%
Pepton   1%.

Hierin wuchsen unsere Stämme meßbar 3 Std nach der Einsaat an, während sie im Czapek-Dox-Medium erst nach 6—8 Std zu proliferieren begannen (Abb. 1).

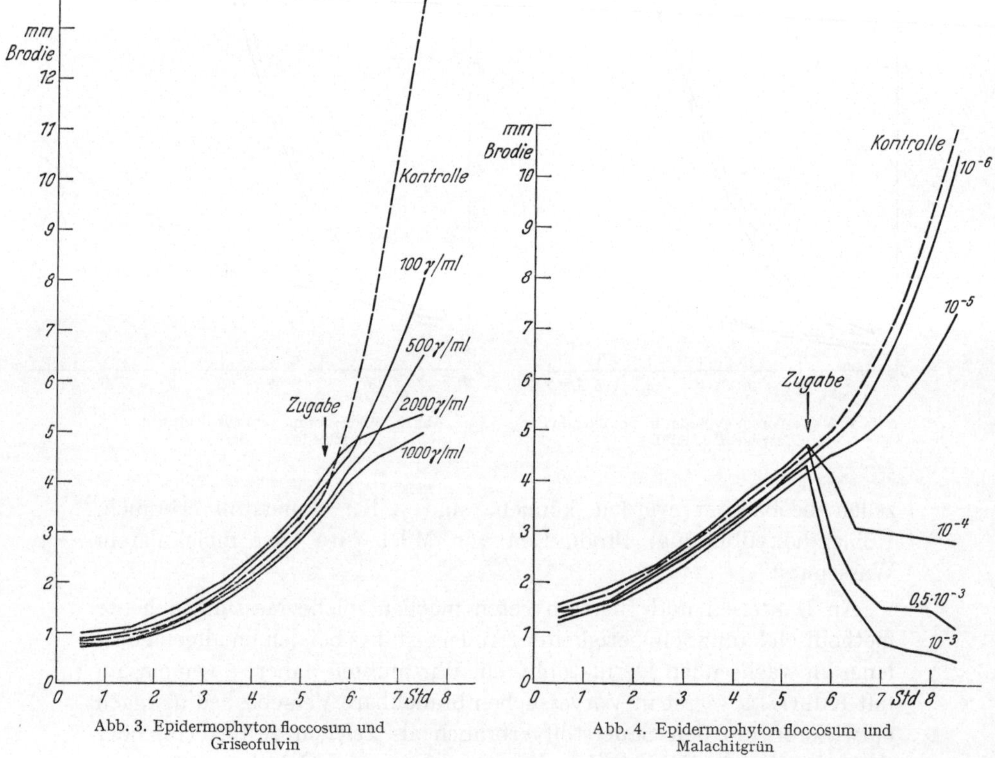

Abb. 3. Epidermophyton floccosum und   Abb. 4. Epidermophyton floccosum und
Griseofulvin   Malachitgrün

Bei 7 Tage alten Stämmen setzte die Vermehrung wesentlich schneller ein als bei 6 Wochen alten Kulturen (Abb. 2).

Material und Methodik

Folgende Stämme wurden gegenüber Griseofulvin und Malachitgrün
geprüft:

           Mikrosporum gypseum
           Mikrosporum canis
           Epidermophyton floccosum
           Trichophyton quinckeanum
           Trichophyton mentagrophytes
           Trichophyton epilans.

An Schimmelpilzen wurden folgende Stämme untersucht:

           Penicillium roqueforti
           Penicillium decumbens
           Penicillium claviforme
           Aspergillus niger
           Aspergillus fumigatus.

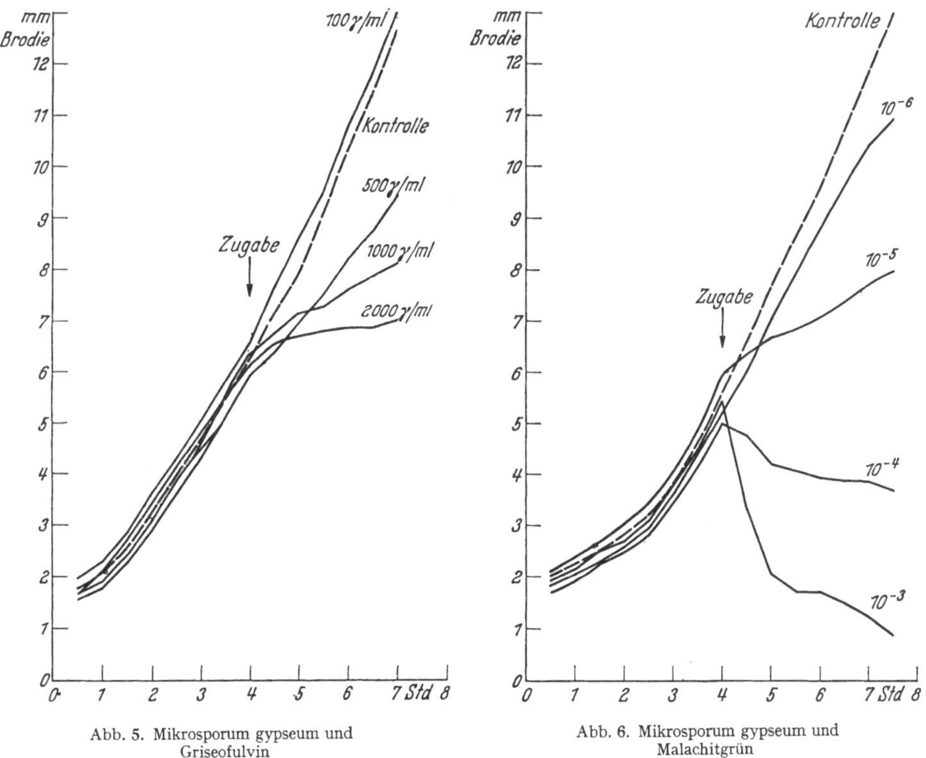

Abb. 5. Mikrosporum gypseum und   Abb. 6. Mikrosporum gypseum und
         Griseofulvin   Malachitgrün

In die mit 0,9 ml Nährbouillon beschickten Kölbchen werden als
Einsaat 0,9 ml Suspension gegeben. Die Suspension wurde so hergestellt,

daß mehrere Ösen in 10 ml NaCl-Lösung gebracht und mit Glasperlen gründlich durchgeschüttelt wurden. Anschließend erfolgt Einstellung der Suspension auf Bariumsulfat-Vergleichslösung, um konstante Versuchsbedingungen zu haben. Die Griseofulvin-Zugabe erfolgte jeweils nach

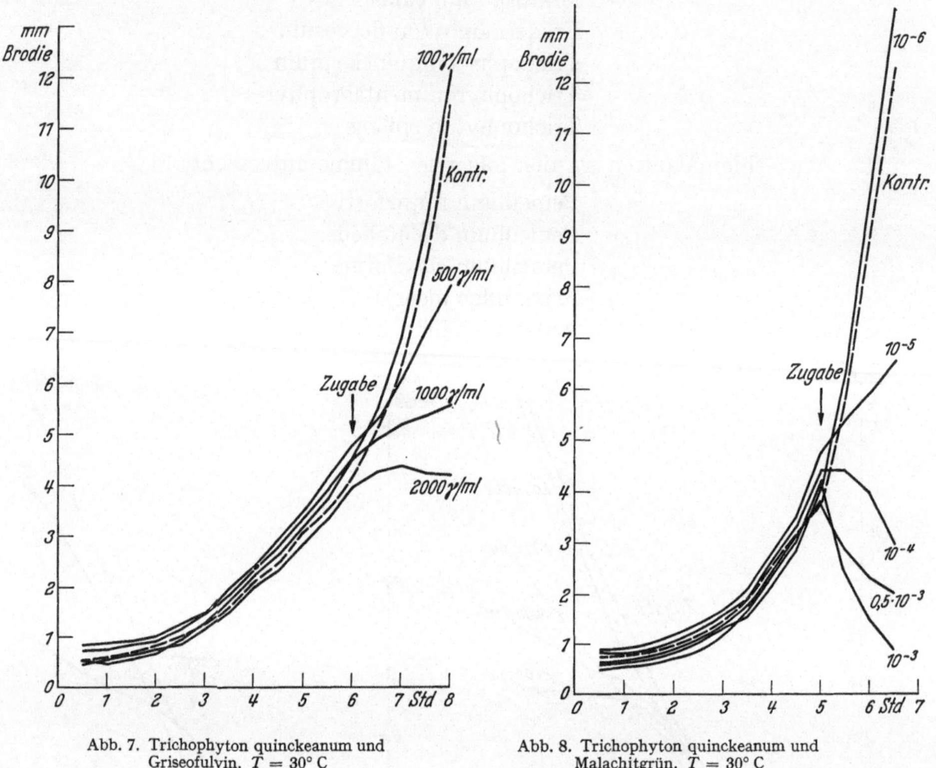

<table>
<tr><td>Abb. 7. Trichophyton quinckeanum und
Griseofulvin. $T = 30°$ C</td><td>Abb. 8. Trichophyton quinckeanum und
Malachitgrün. $T = 30°$ C</td></tr>
</table>

4—5 Std in einer Menge von 0,2 ml der vorher in Dimethylformamid gelösten und dann mit Wasser verdünnten Griseofulvinlösung. Die Versuchstemperatur betrug 28° C, die Versuchsdauer im Mittel 8 Std (4—25 Std). Nach Abschluß jeder Versuchsreihe wurden Sterilitätskontrollen durchgeführt, um sicher zu gehen, daß die erhaltenen Effekte nicht von bakterieller Superinfektion herrühren.

Bei Arbeiten mit der Warburg-Apparatur können grob gesehen 2 Messungen durchgeführt werden. Bei Ruhemessungen haben die Mikroorganismen als Energiequelle im Nährmedium höchstens Kohlehydrate; meist handelt es sich aber um rein synthetische Nährflüssigkeiten ohne Energiequellen. Die Keime vermehren sich hier nicht, und nur die Ruheatmung wird gemessen; wenn diese auch durch Zugabe eines Wirkstoffes gehemmt wird, dann ist die Wirkung rein bactericid. Anders ist es bei der

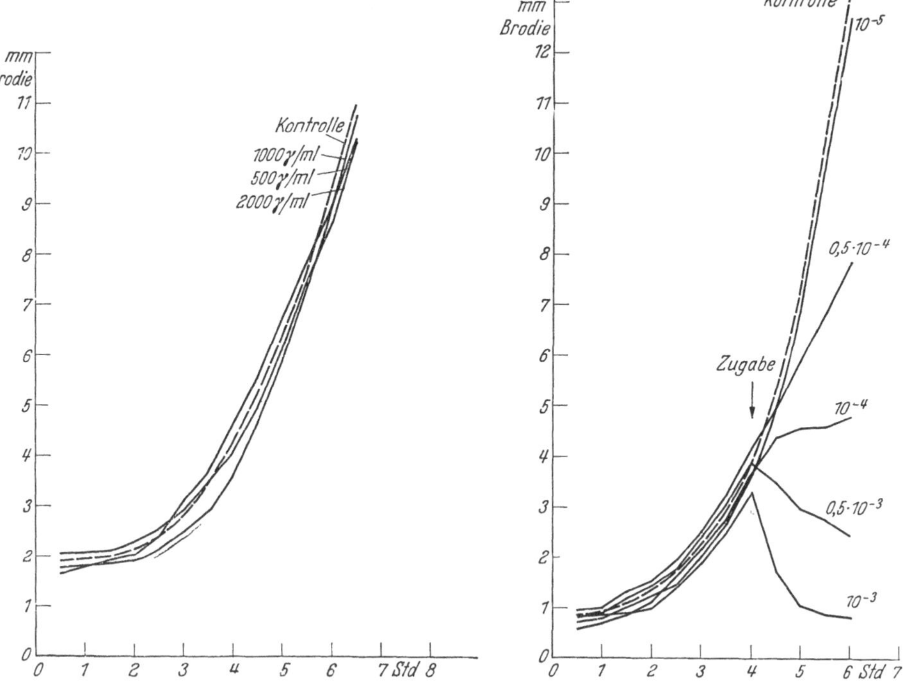

Abb. 9. Penicillium decumbens und Griseofulvin

Abb. 10. Penicillium decumbens und Malachitgrün

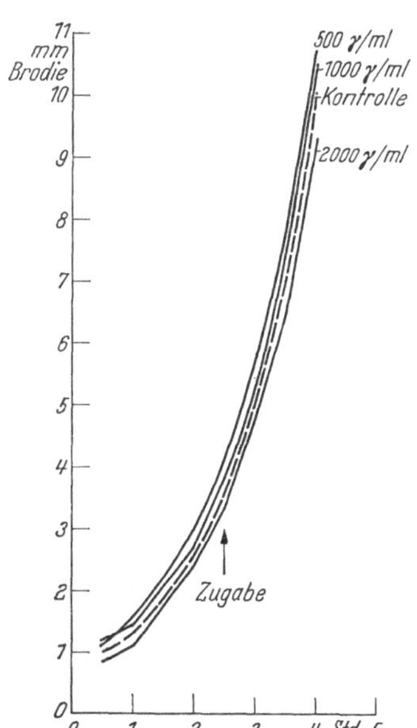

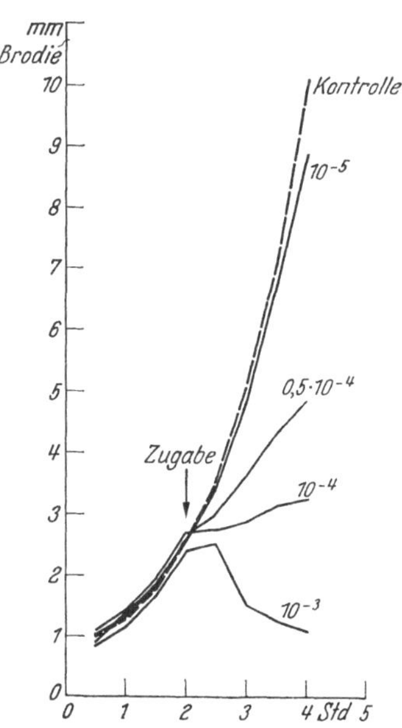

Abb. 11. Aspergillus fumigatus und Griseofulvin. $T = 30°$ C

Abb. 12. Aspergillus fumigatus und Malachitgrün. $T = 30°$ C

Proliferationsmessung: Hier befinden sich die Keime in einem hochwertigen, die Vermehrung stark fördernden Nährmedium. Proliferationskurven mit Hemmeffekten sind vorwiegend Ausdruck einer Bakteriostase. Hemmwerte, die in der Warburg-Apparatur ermittelt werden, können nie mit den im Platten- oder Röhrchenverdünnungstest erzielten Werten verglichen werden, weil die Atmungsversuche ja nur über 4—7 Std. laufen, die anderen Versuche aber über Tage. Die Einwirkungszeiten der Wirkstoffe sind dabei völlig andere. Wir haben uns bei unseren Untersuchungen vorerst nur mit Proliferationsmessungen beschäftigt; spätere Versuche sollen auch die Beeinflussung der Ruheatmung und die Frage der Keimmengenempfindlichkeit von Dermatophyten gegenüber Griseofulvin berücksichtigen.

Ergebnisse

Die Resultate können leicht aus den Abb. 3—12 abgelesen werden. Bei den geprüften Dermatophyten zeigt Griseofulvin eine sichere fungistatische Wirkung, die allerdings bei weitem nicht so stark ist wie das in jeder Versuchsreihe gleichzeitig gemessene Malachitgrün. In Konzentration von 1:10000, bei denen Griseofulvin meist gerade eben noch fungistatisch wirkt, zeigt Malachitgrün bereits eine fungicide Wirkung. Penicillium und Aspergillus verschiedener Species werden im Warburg-Versuch von Griseofulvin in ihrer Vermehrung nicht gehemmt, während auch hier Malachitgrün noch in Konzentrationen von 1:5000—1:10000 fungicid wirkt.

Prof. Dr. J. Meyer-Rohn,
Univers.-Hautklinik, Hamburg-Eppendorf

Aus der Universitäts-Hautklinik Hamburg-Eppendorf
(Direktor: Prof. Dr. Dr. J. Kimmig)

Tierexperimentelle Untersuchungen zur Griseofulvinwirkung auf die Spermiogenese der Ratte

Von

C. Schirren, Hamburg

Mit 3 Abbildungen

Durch die Untersuchungen von MacLeod in den USA sind Versuche bekannt geworden, in denen bei Studenten 6 Monate lang täglich 2,0 g Griseofulvin peroral gegeben worden waren; irgendein nennenswerter Einfluß auf die Spermiogenese dieser Personen war bei laufenden Spermiogrammkontrollen nicht zu beobachten gewesen.

HEYMER in Bonn hat nun vor kurzem ihre Untersuchungen über die mitosehemmende Wirkung des Griseofulvins an Vicia faba L. mitgeteilt, bei denen sie mit Dosierungen arbeitete, die den beim Menschen üblichen entsprechen sollten. Die Mitosehemmung war absolut dosisabhängig, d. h. mit steigender Konzentration von Griseofulvin nahmen die Chromosomenschäden zu. So fanden sich bei einer Konzentration von 5 γ/ml 27%

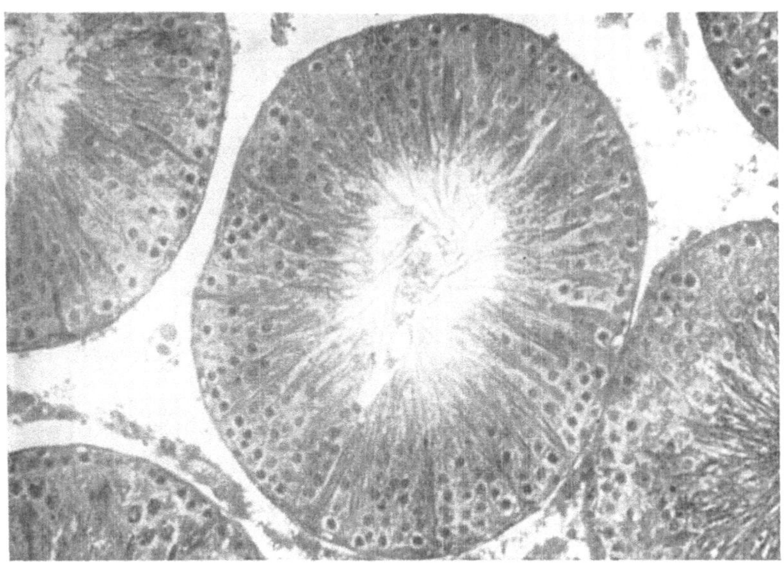

Abb. 1. Histologischer Befund eines Rattenhodens vor Beginn der Griseofulvinbehandlung. Man erkennt die Mehrschichtigkeit des Keimepithels und im Zentrum die Spermatozoenschwänze

gestörte Anaphasen. Diesen Untersuchungen war eine Mitteilung von PAGET und WALPOLE über den cytostatischen Effekt des Griseofulvins vorausgegangen.

Es kann also keinerlei Zweifel darüber bestehen, daß es unter bestimmten Voraussetzungen möglich ist, durch Griseofulvin Mitosestörungen auszulösen, die irreversibel sind.

Um exakte Unterlagen über die im Tierexperiment zu erreichenden Ergebnisse zu erlangen, wandten wir uns gemeinsam mit MEYER-ROHN und RIETH der Frage zu, inwieweit die sich scheinbar widersprechenden Ergebnisse von MACLEOD einerseits und von HEYMER andererseits durch den Tierversuch möglicherweise erklärt werden können.

Wir verwendeten weiße Ratten männlichen Geschlechtes mit einem durchschnittlichen Anfangsgewicht von 100 g pro Tier. Vor Beginn der Griseofulvintherapie und während der Therapie wurden Hodenbiopsien durchgeführt. Diese bestanden jeweils in einer Semikastration, da die beim Menschen übliche Methodik sich bei der Ratte nicht durchführen läßt; außerdem erschien es notwendig, das ganze Organ für Serienschnitte zur Verfügung zu haben.

Griseofulvin wurde — in Gummi arabicum suspendiert — täglich mit der Schlundsonde zugeführt. Jedes Tier erhielt auf diese Weise eine Tagesdosis von 1,5 mg Griseofulvin.

Tabelle 1. *Übersicht der während der peroralen Griseofulvin-Applikation durchgeführten Untersuchungen und der dabei erhobenen Befunde*

Zeitpunkt der Untersuchungen (1960)	Griseofulvin-Dosis (in mg)	Hodenbiopsie	Verhalten der Tiere Fellqualität Freßlust	Stuhluntersuchung
2. V.	Beginn	o. B. (Abb. 1)	unauffällig	Lactobacillen E. coli
5. V.	6,0	—	Freßunlust struppiges Fell, Unruhe, Durchfälle	Massenhaft B. proteus, Str. haem. Hefepilze
20. VI.	75,0	o. B.	wie 5. V.	wie 5. V.
8. VIII.	148,5	—	unauffällig, keine Durchfälle mehr	Lactobacillen E. coli, B. proteus (gering)
19. IX.	211,5	—	wie 8. VIII.	wie 8. VIII.
5. X.	235,5	o. B. (Abb. 2)	wie 8. VIII.	wie 8. VIII.
27. X.	268,5	—	wie 8. VIII.	wie 8. VIII.
13. XII.	339,0	o. B. (Abb. 3)	wie 8. VIII.	wie 8. VIII.

In gleicher Weise wie die Versuchstiere wurde eine ebenso große Anzahl von Kontrollratten gehalten, die an Stelle von Griseofulvin täglich lediglich Gummi arabicum mit der Schlundsonde erhielt.

Einzelheiten der Verlaufsbeobachtung sind in Form einer Tabelle (Tab. 1) wiedergegeben. Es wird aus dieser Aufstellung ersichtlich, daß bereits 3 Tage nach Versuchsbeginn bei allen Versuchstieren Durchfälle auftraten, die zu einer schweren Störung des Allgemeinbefindens führten. Die Tiere fraßen schlecht, sie wiesen Unruhe und ein struppiges Fell auf. Die bakteriologische Stuhluntersuchung ergab massenhaft B. proteus und Strept. haemolyticus sowie Hefepilze mit einem Zurücktreten bzw. Fehlen der Normalflora. Dieser Zustand hielt bei unveränderter Applikation von Griseofulvin bis zum 8. August 1960 (drei Monate!) an, während die Kontrollgruppe keinerlei Allgemeinerscheinungen gezeigt hatte. Die genannten Allgemeinerscheinungen (Unruhe, Durchfälle usw.) traten im weiteren Verlauf der Versuchsserie nicht wieder auf.

Um die Fertilität der mit Griseofulvin behandelten Ratten zu prüfen, wurden 2 Tiere — bei denen vorher am 20. Juni durch Semikastration ein Hoden für die histologische Untersuchung des Hodens entfernt

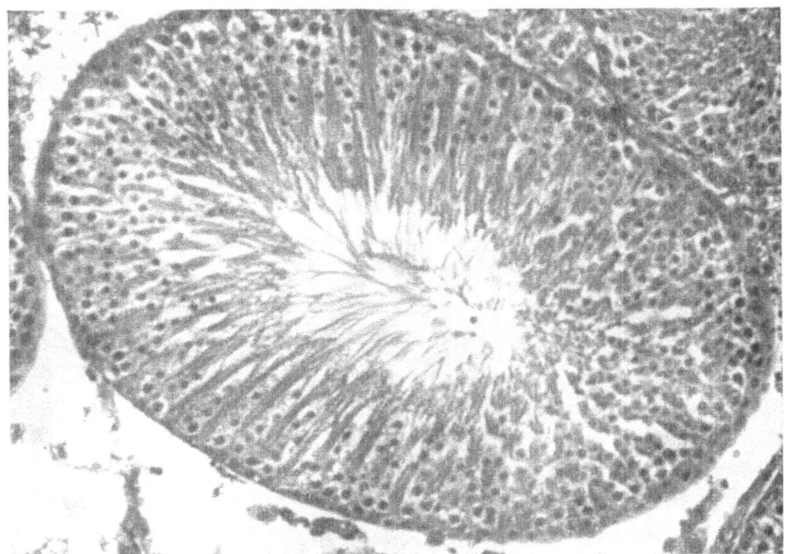

Abb. 2. Histologischer Hodenbefund nach 235,5 mg Griseofulvin

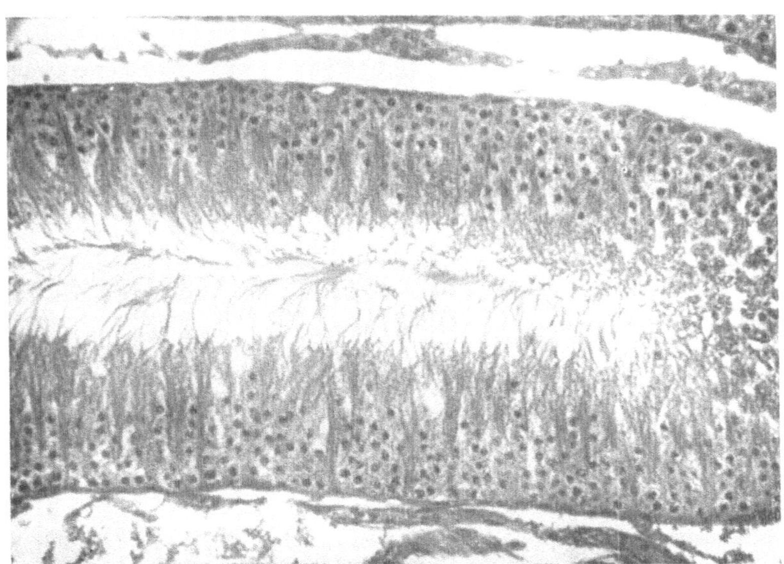

Abb. 3. Histologischer Hodenbefund nach 339,0 mg Griseofulvin.
Keine Änderung gegenüber dem Ausgangsbefund (Längsschnitt eines Tubulus)

worden war — mit zwei weiblichen, unbehandelten Ratten zusammengebracht und in getrennten Boxen gehalten (Tab. 2).

Tabelle 2. *Die Fertilitätsrate bei griseofulvinbehandelten männlichen Ratten*

Zeitpunkt	Tier A	Tier B
19. IX.	Paarung mit weibl. Ratte	Paarung mit weibl. Ratte
5. X.	Wurf: 3 gesunde Junge	—
27. X.	—	Wurf: 4 gesunde Junge

In beiden Fällen kam es bei dem weiblichen Tier zur Trächtigkeit und zum Wurf von 3 bzw. 4 gesunden Jungen, so daß damit die Fertilität der beiden männlichen Griseofulvin-Ratten (211,5 mg) nachgewiesen worden ist. Eine am 8. Januar 1961 intercurrent verstorbene Ratte (393,0 mg Griseofulvin) wurde obduziert, die einzelnen Organe wurden einer eingehenden histologischen Untersuchung zugeführt. Es ergab sich dabei an keinem Organ ein Effekt im Sinne einer cytostatischen Wirkung des Griseofulvins.

Diskussion der Ergebnisse

Aus den gezeigten histologischen Abbildungen und aus dem Gesagten geht hervor, daß nach unseren bisherigen Feststellungen keinerlei Anhalt für eine hemmende Wirkung des Griseofulvins auf die Spermiogenese der Ratte vorliegt. Die von uns für die Ratte gewählte Dosierung entspricht in etwa der für den Menschen z. Z. üblichen Dosis von etwa 1000 mg/60 kg, was unserer Dosis bei der Ratte von 1,5 mg/100 g entsprechen würde. Rechnet man diese Werte auf die Angaben von Heymer um, dann würde sich ein Griseofulvinangebot von 15 γ/1 g Körpersubstanz ergeben; unsere Dosis wären damit also 3 mal so hoch wie die von Heymer, ohne daß sich eine mitosehemmende Wirkung des Griseofulvins im Tierexperiment nachweisen ließ. Man darf dabei allerdings nicht vergessen, daß die Untersuchungen von Heymer an einer Pflanze vorgenommen wurden. Es kann hier auch nicht der Ort sein, das Für und Wider derartiger Versuche zu diskutieren. Bedeutsam erscheint es, daß man an der Pflanze eine Mitose erzeugen kann, die sich im Tierexperiment auch mit der dreifachen Dosis nicht reproduzieren läßt. Von besonderer Wichtigkeit ist weiterhin, daß die griseofulvinbehandelte männliche Ratte bei einer Dosis von 350,0 mg Griseofulvin noch voll zeugungsfähig ist, wie unsere Versuche zeigen. Unsere Untersuchungen an weiblichen, griseofulvinbehandelten Ratten, um die Frage einer Einwirkung des Griseofulvins auf den Feten und den Verlauf der Schwangerschaft zu prüfen, haben folgendes ergeben: Die unter 3,0 mg Griseofulvin stehende weibliche Ratte wirft normal-entwickelte Junge, die ihrerseits voll fertil sind. Auch in der IV. Generation ließen sich keinerlei Mißbildungen nachweisen. Eine Erhöhung der Griseofulvintagesdosis bei männlichen Ratten auf 3,0 mg bestätigte die in Tabelle 1 angegebenen Beobachtungen einer voll erhaltenen Fertilität dieser Tiere.

Literatur

Heymer, T.: Dtsch. med. Wschr. 1960, 438.

Mac Leod, J.: Effect of griseofulvin in human spermatogenesis. Symposium griseofulvin and dermatomycosis, 26./27. 10. 1959. Miami/Florida.

Paget, G. E., u. A. L. Walpole: Nature (Lond.) 182, 4645, 1320—1321 (1958).

Priv.-Doz. Dr. C. Schirren,
Hamburg-Eppendorf,
Univ.-Hautklinik

Aus der Hautklinik der Städtischen Krankenanstalten Essen
(Chefarzt: Prof. Dr. H. Götz)

Die Behandlung des Favus mit Griseofulvin

Von

H. Götz, Essen

Mit 3 Abbildungen

Obwohl nach eigenen in vitro-Testungen gerade das Trichophyton schönleinii zu den weniger Griseofulvin-empfindlichen Dermatophyten zählt (jedenfalls waren immerhin bis zu 20 γ dieses Antibioticums nicht ausreichend, um eine zumindest vorübergehende totale Wachstums-hemmung erkennbar werden zu lassen), springt der therapeutische Effekt gerade beim Favus besonders in die Augen. Auch hier zeigt sich wieder, daß in vitro-Prüfungen nicht ohne weiteres auf die Verhältnisse in vivo übertragen werden dürfen, und wenn wir aus diesen Beobachtungen Schlüsse ziehen wollten, dann müßten gelegentlich angestrengte Bemü-hungen zur Bestimmung der Griseofulvin-Empfindlichkeit oder Resistenz eines Dermatophyten vor Einleitung der Behandlung eigentlich über-flüssig erscheinen. Das letzte Wort ist indessen hinsichtlich der Beurtei-lung solcher Versuche noch nicht gesprochen, und nur weitere Erfahrun-gen werden schließlich über Wert oder Unwert von Resistenzprüfungen der Dermatophyten gegen Griseofulvin entscheiden können.

In Essen kommt der Favus an der Hautklinik immer einmal wieder zur Beobachtung, da offenbar im Ruhrgebiet hier und da noch endemische Herde vorhanden sein müssen. So hatten wir Gelegenheit, aus einer einzigen Familie alle fünf Kinder im Alter von 19 Monaten, 3, 6, 7 und 8 Jahren wegen eines Favus der Kopfhaut stationär aufnehmen zu müssen (Abb. 1). In allen Fällen leiteten wir eine Griseofulvinbehandlung ein, wobei wir dem Jüngsten 3 mal 250 mg, den übrigen vier Geschwistern je 4 mal 250 mg applizierten. Obwohl, wie betont, sämtliche Kinder aus der gleichen Familie stammten, wir also in allen Fällen den gleichen Pilzstamm als ursächlichen Erreger isolierten, darüber hinaus bei diesen kleinen Patienten eine gleichartige Lokalbehandlung (Scheren des Kopfes und lokale Pinselungen mit Solutio Castellani) vorlag, fielen die Heilungsergebnisse hinsichtlich der erforderlichen Dosis unterschiedlich aus. Die laufenden mikroskopischen Kontrollen der Haare führten bei dem 8jährigen erst nach 41 Tagen zu einem negativen Präparat, und unter dem Woodlicht blieb die fahlgrüne Fluorescenz aus.

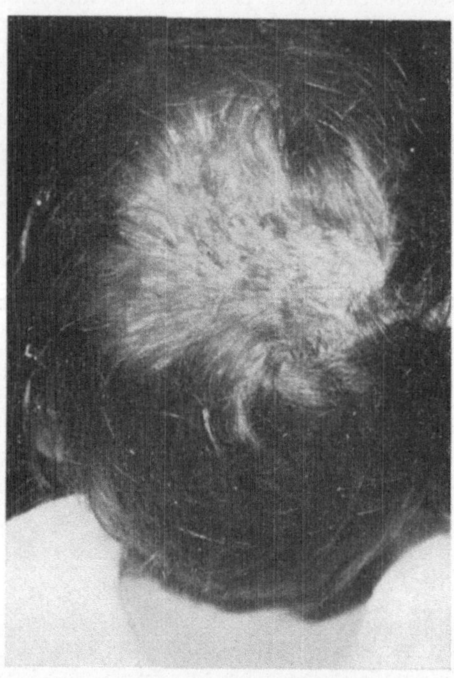

Abb. 1. Favus pityroides, vor der Griseofulvinbehandlung

Nach weiteren 7 Tagen der Medikation setzten wir dann nach insgesamt 48 g Griseofulvin die Tablettengaben ab. Ein Rückfall oder eine Reinfektion wurden nicht mehr beobachtet. Im Gegensatz zu diesem Ergebnis benötigten das 7-, 6- und 3jährige Kind nur 19, 18 bzw. 17 Tage, um die Kontrolluntersuchungen auf Pilze negativ verlaufen zu lassen. Auch in diesen Fällen applizierten wir aber noch 8, 10 bzw. 11 Tage länger das Medikament, um einem Rückfall vorzubeugen. Die Gesamtdosen betrugen daher 26, 28 und 28 g Griseofulvin. Das jüngste und kleinste Kind von 19 Monaten indessen benötigte überraschenderweise 45 Tage, bis wir zum ersten Male ein negatives Pilzpräparat fanden. Wegen der starken Ausbreitung der Kopfinfektion, verbunden mit anhaltendem Pilznachweis in den Haaren, waren wir sogar bald von 3 mal 250 g auf 4 mal 250 mg Griseofulvin übergegangen, so daß wir insgesamt 56,75 g in 58 Tagen verabfolgt hatten.

Die täglichen Kontrollen ließen erkennen, daß bei den rasch ansprechenden Fällen schon nach durchschnittlich 5—6 Tagen der proximale Haaranteil frei von Pilzelementen wurde. Wie vor einem Vorhang blieben die in ihrem Tiefenwachstum plötzlich abgestoppten Pilzhyphen im Haarschaft liegen und boten auf diese Weise ein charakteristisches Bild (Abb. 2). Unter weiteren kontinuierlichen Griseofulvingaben wuchs

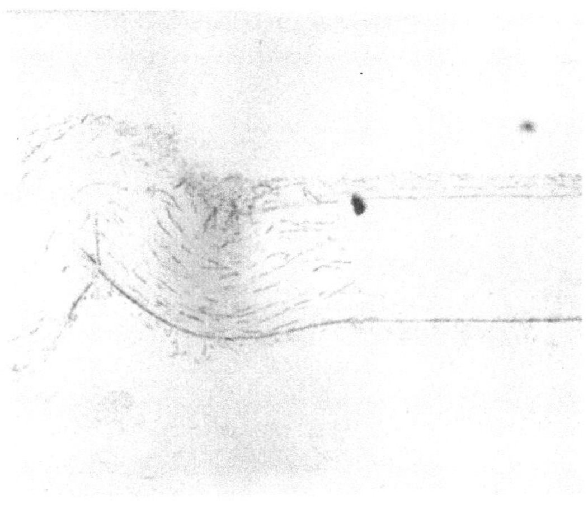

Abb. 2. Plötzlicher Stillstand des Pilzwachstums im Haar.
Pilzfreies proximales Haarkeratin rechts

das Haar im Follikel gesund nach, so daß durch das intermittierende Haarschneiden die noch in den distalen Haarpartien befindlichen lebensfähigen Pilzelemente (Kulturen blieben stets positiv!) mechanisch beseitigt wurden. Merkwürdigerweise zeigten sich aber bei dem Kleinkind von 19 Monaten mehrere Wochen lang noch hier und da unter dem Woodlicht grünlich aufleuchtende Härchen, die mikroskopisch und kulturell nachweisbar das Trichophyton schonleinii enthielten.

Unter Berücksichtigung der wechselnden Zeitdauer bei der erforderlichen Griseofulvinmedikation bis zur Abheilung des Favus möchten wir den Schluß ziehen, daß einerseits individuelle Resorptionsintensitäten im Darmkanal von Bedeutung sind (experimentelle Beweise für diese Annahme wurden von McNall erbracht), andererseits auch die Ablagerung des Antibioticums im Keratin nicht überall gleichmäßig erfolgt. So erklären sich Verzögerungen bei verschiedenen Individuen, obwohl wie in unseren Fällen die gleiche Pilzart, der gleiche Pilzstamm und die gleiche äußere Behandlung erwiesen waren.

Nebenerscheinungen beobachteten wir nur bei dem 7jährigen Kinde in Form eines scarlatiniformen Exanthems. Vorsichtshalber unterbrachen wir kurzfristig die Therapie, was zum Schwinden des Ausschlages führte. Die Gesamtdauer der erforderlichen Behandlung wurde aber durch die Unterbrechung nicht nachweislich beeinflußt. Auch flammte das Exanthem nach Fortsetzung der Tablettengaben nicht wieder auf.

Unsere eigenen Beobachtungen über die ausgezeichnete Wirkung oraler Griseofulvingaben bei Favus finden ihre Parallele in den Mitteilungen anderer Autoren (Esteves und Neves 1959; Sams 1960; Degos

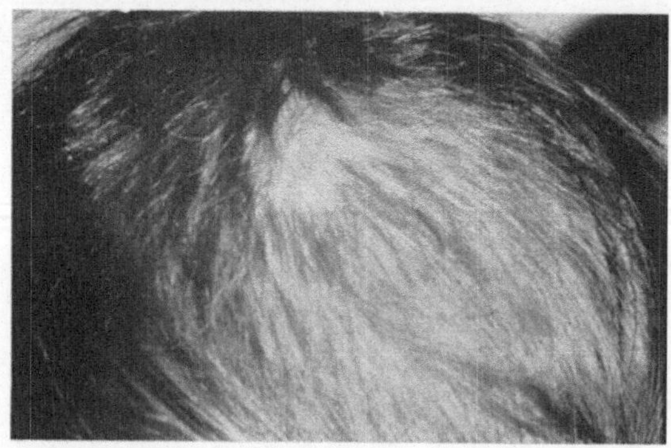

Abb. 3. Glatte, noch leicht gerötete atrophische Kopfhaut nach 28 g Griseofulvin

1960; Kopp, Kvorning und Marcussen 1960; Pettit 1960 u. a.). Temime und Privat (1959) schilderten den Verlauf, der im wesentlichen mit den Beobachtungen aller Autoren übereinstimmt, etwa wie folgt:

Nach der ersten Woche beginnen einzelne Stellen der Kopfhaut ihre Scutula zu verlieren und atrophisch-erythematöse Fleckchen deutlich werden zu lassen. Mikroskopisch weisen die Haare noch Hyphen und Luftbläschen auf. Nach der zweiten Woche reinigt sich die Kopfhaut weiter. Bei mikroskopischer Beobachtung stellt man fest, daß die Fäden und Luftbläschen sich immer mehr im distalen Teil des Haarschaftes konzentrieren. Nach der dritten Woche sind die Favusläsionen schon deutlich geschwunden. Unter dem Woodlicht zeigt sich zwar noch eine Fluorescenz, die aber matter geworden ist. Im nachwachsenden proximalen Haaranteil finden sich keine Pilzelemente mehr, wohl aber nach wie vor im distalen Anteil. Am Ende der sechsten Woche sind die krankhaften Symptome nahezu abgeklungen, die Sporen weiter zurückgedrängt. Am Ende der achten Woche wurde die Behandlung abgebrochen. Ausgeprägte Alopecieherde sind vorhanden (Abb. 3), jedoch keine Schuppungen. Die Pilzkontrolle verläuft negativ.

Keineswegs ist aber in sämtlichen Favusfällen eine Therapiedauer von 8 Wochen erforderlich. In manchen Fällen genügten schon 3 Wochen, in anderen aber 10 oder mehr, wie das ja auch in den eigenen Befunden deutlich zum Ausdruck kam. Ein Versuch, durch einmalige Gaben von 4 g Griseofulvin einen Favus mit Kerionbildung zu heilen, mißlang (LONDON, 1960).

Gelegentliche Rückfälle kommen vor, doch sind sie im ganzen gesehen sehr selten. Auch ist eine Abgrenzung gegen eine Reinfektion nicht immer ganz leicht. Rückfälle sind häufiger, wenn der Kopf nicht regelmäßig geschoren wird. Der Körperfavus (auch der Tier- oder Mäusefavus) reagiert in gleicher Weise günstig. Von geradezu dramatischen Heilungsverläufen berichteten DEGOS, RIVALIER und LEFORT (1960), die auch die Abheilung eines Patienten von BENARD und Mitarbeitern anführten, bei dem sogar die Lymphdrüsen pilzinfiziert waren.

Laufende Nachkontrollen unter dem Woodlicht, durch Mikroskop und Kultur sind in allen Fällen erforderlich. Die Dosierung bei Kindern ab 4. Lebensjahr kann durchaus der von Erwachsenen entsprechen. Wir haben Nachteile nie gesehen. Nebenwirkungen anderer Art waren gelegentlich ein papulo-urticarielles Exanthem, das aber unter Fortsetzung der Behandlung bald wieder abklang. Solange sich in den distalen Haarteilen der Erreger überhaupt noch nachweisen ließ, blieb er in der Kultur auch züchtbar. Favusläsionen der lanugobehaarten Körperhaut heilen durchschnittlich schneller ab als die entsprechenden Kopfherde. Kombinationen des Griseofulvins mit Corticosteroiden sind nicht zu empfehlen, da dies zu Exacerbation führen kann, wie aus der Literatur hervorgeht.

Zusammenfassend ist festzuhalten, daß durch die Einführung des Griseofulvins in die Mykosetherapie die Röntgenepilationsbestrahlung überflüssig wurde und gerade der wegen der Atrophiegefahr so gefürchtete Favus seine Schrecken verloren hat. Diese Dermatomykose in favusendemischen Ländern ganz auszurotten dürfte daher in erster Linie nur an den noch fehlenden finanziellen Mitteln scheitern.

Literatur

DEGOS, R.: Griseofulvin treatment at Saint Louis Hospital, Paris. Arch. Derm. Syph. (Chicago) **81**, 806 (1960).
— E. RIVALIER and P. LEFORT: Symposion on Griseofulvin, London, 13.—14. Mai 1960. — Trans. St. John's Hosp. Dermat. Soc. **45**, 75 (1960).
ESTEVES, J., and H. NEVES: Griseofulvin. Therapeutic results in different dermatomycoses after 22 weeks of treatment. Effect on experimental dermatomycosis in man. Dermatologica (Basel) **119**, 148 (1959).
KOPP, H., S. A. KVORNING and P. V. MARCUSSEN: The treatment of favus with Griseofulvin. Brit. J. Derm. **72**, 173 (1960).

London, I. D.: Diskussionsbemerkung. Arch. Derm. Syph. (Chicago) **81**, 811 (1960).

McNall, E. G.: Biochemical studies on the metabolism of Griseofulvin. Arch. Derm. Syph. (Chicago) **81**, 657 (1960). ·

Pettit, J. H. S.: Griseofulvin and favus. A report on work in progress. Brit. J. Derm. **72**, 179 (1960).

Sams, W. M.: Favus treated with Griseofulvin. Arch. Derm. Syph. (Chicago) **81**, 802 (1960).

Temime, P., and Y. Privat: A propos de notre premier cas de favus traité par griséofulvine, avec des résultats favorables. Bull. Soc. franç. Derm. Syph. **66**, 610 (1959).

Prof. Dr. H. Götz, Essen
Hautklinik der Städt. Krankenanstalten

Aus der Universitäts-Hautklinik Hamburg-Eppendorf
(Direktor: Prof. Dr. Dr. J. Kimmig)

Griseofulvin bei der Mikrosporie und der Trichophytie

Von

H. Rieth, Hamburg

a) Mikrosporie

Die Mikrosporie in allen ihren Erscheinungs- und Verlaufsformen bei Mensch und Tier ist eine *absolute Indikation* für die Griseofulvintherapie.

Der umwälzende Wandel in den Behandlungsverfahren ist gerade bei dieser Erkrankung besonders eindrucksvoll und ein klassisches Beispiel dafür, wie rasch ein ganzes Arsenal therapeutischen Rüstzeugs bedeutungslos wird und aus dem Gesichtskreis verschwindet, sobald ein überragendes, einfach anzuwendendes Mittel auf den Plan tritt.

Die breite Skala der bisher bei Mikrosporie versuchten Maßnahmen wie Impfung mit Pilzantigenen, Injektion fiebererzeugender Mittel, Verwendung der keineswegs indifferenten Sexualhormone, Superinfektion mit anderen Fadenpilzen oder die Applikation von Kohlensäure, um eine entzündliche Verlaufsform herbeizuführen, — von Doepfmer zusammengestellt —, verdient heute nur noch historisches Interesse. Die Epilation mit Diathermienadel, Röntgenstrahlen oder Thalliumsalzen mit ihren Risiken gehört — soweit es die Mikroskopie betrifft — der Vergangenheit an.

Vergleicht man die Fülle und Verschiedenartigkeit der oft diffizilen lokalen Behandlungsmaßnahmen mit dem Minimum an pflegerischem und behandlungstechnischem Aufwand bei oraler Griseofulvinbehandlung, dann tritt der durch das Griseofulvin erzielte Fortschritt besonders klar zutage.

Die Wirksamkeit des Griseofulvins gegenüber allen Mikrosporie-Erregern unterliegt keinem Zweifel. Diskutiert werden aber noch einige Fragen, die für das Vorgehen in der Praxis von recht erheblicher Bedeutung sein können: Optimale Dosierung, Behandlungsdauer, Kriterien für die sichere Heilung, Vermeidung von Rezidiven, Beseitigung der infektiösen Schuppen und Haare, Verhütung der durch pilzkranke Tiere drohenden Ansteckung, Wirkungsmechanismus und Gründe für unbefriedigende Wirkung in vivo.

Empfindlichkeitstests in vitro

Am empfindlichsten sind Mikrosporum audouinii und M. canis. Nach GÖTZ genügen 0,33—1 γ Griseofulvin im Nährboden für eine totale Wachstumshemmung bis zu 3 Tagen. Alle übrigen Mikrosporie-Erreger sind zwar etwas weniger, aber immer noch gut empfindlich. Da resistente Stämme bisher noch niemals aufgefunden wurden, sind bis auf weiteres Empfindlichkeitstests mit den isolierten Pilzstämmen in der Praxis nicht unbedingt erforderlich; aus wissenschaftlichen Gründen, insbesondere zur Kontrolle einer etwaigen Resistenzentwicklung, werden sie aber dort, wo die Einrichtungen dafür vorhanden sind, zweckmäßigerweise auch weiterhin durchgeführt.

Diagnostik und Indikationsstellung

Für die Einleitung einer Griseofulvinbehandlung muß die Diagnose bei sporadisch auftretenden Fällen mykologisch gesichert sein, d. h. im Nativpräparat müssen bei mikroskopischer Untersuchung typisch angeordnete Pilzfäden, bzw. Pilzsporen nachgewiesen werden können und die Kultur muß das Vorliegen einer Mikrosporum-Art oder Trichophyton ferrugineum (auch Mikrosporum ferrugineum oder Mikrosporum japonicum genannt) ergeben. Bei Epidemien und Endemien empfiehlt es sich, die Griseofulvinbehandlung zu beginnen, sobald typische positive Nativpräparate vorliegen; dieser Nachweis läßt sich mit Hilfe des Kalilaugenpräparates bekanntlich innerhalb von 30 min erbringen. Das Auffinden pilzbefallener Haare in den Krankheitsherden wird durch die Anwendung der Woodlichtlampe erleichtert, doch ist unbedingt zu beachten, daß nicht alle infizierten Haare fluorescieren; während der Griseofulvinbehandlung verschwindet die Fluorescenz nicht immer gleichmäßig, manchmal fluorescieren nur noch die distalen Teile, häufiger erlischt die Fluorescenz — im Gegensatz zu den Befunden am Tier — innerhalb weniger Tage, noch bevor die Haare pilzfrei wurden. Das Verschwinden der Fluorescenz ist also kein sicheres diagnostisches Zeichen für die eingetretene Abheilung und das Freisein von Pilzen (TELLER).

Überschätzt man den Aussagewert des Nativpräparates, verzichtet man bei negativem Ausfall z. B. auf die Kultur, dann können bei der Mikrosporie leicht Fälle übersehen werden, die tatsächlich einer Griseo-

fulvinbehandlung bedürften; einzeln liegende Pilzsporen können im
Nativpräparat nur schwer oder überhaupt nicht identifiziert werden. Bei
klinischem Verdacht auf Mikrosporie und negativem Nativpräparat ist
die Griseofulvintherapie indiziert, sobald die Kultur eindeutiges Dermatophytenwachstum aufweist.

Dosierung

Bei *Kindern* richtet sich die Griseofulvindosis nach dem Körpergewicht. Die meisten Autoren geben täglich 20—40 mg/kg Körpergewicht,
auf mehrere Portionen verteilt oder in einer Portion. Es sind aber auch
Abheilungen erfolgt bei einer Dosierung zwischen 10 und 20 mg/kg
(Pettker und Rieth); andererseits ist mitunter auch wesentlich höher
dosiert worden (etwa 60 mg/kg) (Beare und Mackenzie). Nach den
bisherigen Erfahrungen scheint eine höhere Dosierung die Heilung zu
beschleunigen, eine zu geringe (10 mg/kg und weniger) birgt die Gefahr,
daß die nachwachsenden Haare oder Hautschuppen nicht genügend pilz-
abweisend sind.

Bei *Erwachsenen*, die oft nur Körperherde aufweisen, beträgt die
übliche Dosis 4mal tägl. 250 mg Griseofulvin, bei besonders hohem
Körpergewicht kann auf 1,5 g p. d. unbedenklich erhöht werden.

Behandlungsdauer

Sie hängt weniger von der Ausbreitung der Krankheitserscheinungen
und der Dauer ihres Bestehens ab, als vielmehr von der Wachstumsgeschwindigkeit des Haares, von der Zeitspanne des physiologischen
Haarwechsels, von der individuell verschiedenen Aufnahmefähigkeit
des Gewebes für Griseofulvin und anderen personalen Faktoren
(Gottron), die nicht nur den Verlauf der Infektion, sondern auch die
Medikamentenwirkung beeinflussen. Entzündliche Verlaufsformen mit
Bläschen- und Pustelbildung, die häufiger durch Mikrosporum canis
bedingt sind, sprechen nicht so rasch auf Griseofulvin an wie Fälle die
nur geringe Entzündungserscheinungen aufweisen und vorwiegend
durch Mikrosporum audouinii, nicht selten aber auch durch M. canis
verursacht werden. Die Bildung eines Kerion Celsi, bei Mikrosporie
verhältnismäßig selten, vergrößert zwar die Tendenz zur Selbstheilung,
verkürzt aber nicht die Behandlungszeit.

Die Dauer der Behandlung betrug in den meisten Fällen zwischen
3 und 12 Wochen, am häufigsten etwa 4—7 Wochen; gelegentlich genügen auch Zeitspannen von etwas weniger als 3 Wochen, hin und wieder
erstreckte sich die Behandlung auf mehr als 3 Monate.

Von großem Einfluß ist es, ob zu Beginn der Behandlung die pilzbefallenen Haare durch ein *Depilationsmittel* (Bariumsulfid, Pilca) möglichst weitgehend beseitigt werden oder nicht. Es konnte experimentell
bewiesen werden, daß die Pilze nicht gleich zu Beginn der Griseofulvin-

behandlung ihr Wachstum einstellen, sondern erst dann, wenn sie mit den nachgewachsenen griseofulvinhaltigen Gewebsschichten in Berührung kommen; darüber vergehen aber immer mehrere Tage. Es ist also dringend zu empfehlen, die pilzinfizierten Haare zu Beginn der Behandlung zu entfernen und dieses Verfahren während der Behandlung zu wiederholen. Röntgen- oder Thalliumepilation sind jedoch neben einer Griseofulvinbehandlung nicht erforderlich.

Beurteilung der Abheilung

Uneinheitlich sind die Auffassungen darüber, welche Kriterien zur Feststellung der erfolgten Abheilung herangezogen werden sollen. Daß das *Verschwinden* der mit unbewaffnetem Auge sichtbaren *Krankheitserscheinungen* nicht gleichbedeutend mit dem Erlöschen der Infektion zu sein braucht, ist auch von andern Infektionskrankheiten her bekannt, also kein sicheres Kriterium.

Fehlende *Fluoreszenz* ist bedingt verwertbar, insbesondere wenn häufiger mit der Woodlichtlampe untersucht wird und die aufgefundenen fluorescierenden Haare jedesmal ausnahmslos mit der Pinzette entfernt wurden.

Schwierigkeiten bereiten jedoch die sog. *Beet-* oder *Kolbenhaare* (TELLER), die — bereits abgestorben — noch im Follikel sitzen und erst vom nachwachsenden neuen Haar herausgeschoben werden. Diese Haare fluorescieren trotz Pilzbefall kaum oder gar nicht und können Ausgangspunkt von Re-Infektionen sein. Nur dann kann von einer echten Heilung gesprochen werden, wenn auch keine pilzbefallenen Beethaare mehr vorhanden sind.

Die sicherste Gewähr bieten *mehrfache mikroskopische* und *kulturelle Kontrolluntersuchungen*, wobei immer wieder nachdrücklich darauf hingewiesen werden muß, wie entscheidend wichtig die sinnvolle und sorgfältige Materialabnahme ist.

Lassen sich aus äußeren Gründen keine oder nur seltene mykologischen Kontrolluntersuchungen durchführen, dann ist eine sich über mehrere Monate erstreckende Nachbeobachtung unter Verwendung der Woodlichtlampe anzuraten.

Verträglichkeit und Nebenwirkungen

Griseofulvin wird fast immer, selbst von Kleinkindern zwischen 1 und 2 Jahren, erstaunlich gut vertragen. Anfängliche Störungen von Seiten des Verdauungstraktes verschwanden wiederholt wieder, ohne daß Griseofulvin abgesetzt werden mußte. Gelegentliche Beeinflussung des weißen Blutbildes trat bei höheren Griseofulvindosen eher auf als bei niedrigen. Dies ist mit ein Grund, nicht maximal, sondern optimal zu dosieren, d. h. soviel Griseofulvin zu geben, wie unbedingt nötig ist, zugleich aber durch Anwendung fungicider Mittel zur Beseitigung des infektiösen Materials das Erlöschen der Infektion zu beschleunigen und Re-Infektionen vorzubeugen.

Resistenz in vitro und in vivo

Primäre Griseofulvinresistenz oder eine echte Resistenzzunahme in vitro gibt es bei Mikrosporie-Erregern genauso wenig wie bei den übrigen Dermatophyten. Eine vorübergehende Anpassung an Griseofulvin verliert sich später wieder; immerhin rät dieses Phänomen der Anpassung zur *Vorsicht bei der* vielfach üblichen *Reduzierung* der Griseofulvinmenge auf eine sog. *Erhaltungsdosis*. Bei angestiegener Griseofulvintoleranz des Erregers kann auf diese Weise der Blutspiegel *unter den Schwellenwert* sinken, der für die Wirkung notwendig ist. Auf Grund der bisher auf diesem Gebiet vorliegenden Erfahrungen scheint es eher sinnvoll zu sein, nach einer gewissen Behandlungszeit die *Griseofulvindosis* zu *erhöhen*, anstatt sie zu senken.

Versagerfälle sollten sorgfältig und bis ins einzelne analysiert werden. Hier gilt sinngemäß das unter „Griseofulvin bei Trichophytie" Gesagte.

Mikrosporie bei Tieren

Spontane Erkrankungen durch Mikrosporie-Erreger kommen bei Tieren häufiger vor, als allgemein bekannt ist. Recht häufig sind mikrosporiekranke Katzen oder Hunde als mutmaßliche oder sichere Infektionsquelle entdeckt worden (Kiessling, Schönfeld u. Bender; Kaplan u. Ajello). Die Krankheitserscheinungen sind oft unauffällig; selbst bei Woodlichtuntersuchungen werden mitunter nur einige wenige fluorescierende Haare entdeckt. Obwohl diese Tiere infektiös sind, werden sie von ihren Besitzern für „gesund" angesehen. Diese Situation erschwert das Verständnis für die Notwendigkeit einer Behandlung dieser Tiere. Es kommt hinzu, daß die mykotischen Herde zur Spontanheilung neigen, je älter die Tiere sind, um so mehr.

Am problematischsten ist die Griseofulvinbehandlung der Mikrosporie bei Tieren aber dadurch, daß sich selbst nach lang ausgedehnter Griseofulvinbehandlung nicht selten immer noch lebende Pilzsporen im Fell der Tiere nachweisen lassen. Von den auch nicht geringen diagnostischen Schwierigkeiten soll nicht weiter die Rede sein; es wird noch erheblicher Anstrengungen bedürfen, bis es in der Praxis möglich sein wird festzustellen, ob ein Tier „pilzbefallen" oder „pilzfrei" ist.

Die Griseofulvinbehandlung der Tiere ist einfach durchzuführen. Bewährt haben sich tägliche Dosen von 20—40 mg/kg Körpergewicht. Bei einer einmal täglich gegebenen Dosis von 25 mg/kg heilte Mikrosporie bei jungen Katzen, die sonst meist recht schwer verläuft, in 7 bis 14 Tagen ab. Tagesdosen von 50—60 mg/kg für erwachsene Katzen, 40—50 mg/kg für 1 Monat alte junge Katzen wurden ebenfalls gut vertragen und führten innerhalb von 2—4 Wochen nicht nur zum Abheilen der Krankheitserscheinungen, sondern auch in den meisten Fällen zum Negativwerden der Kulturen (KAPLAN u. AJELLO), nur selten wird eine längere Behandlungsdauer benötigt.

Die *experimentelle Mikrosporie* ist der *klassische Modellversuch* zur Erprobung antimykotischer Substanzen und zum Studium zahlreicher Vorgänge, die den *Wirkungsmechanismus* des Griseofulvins betreffen.

Kostenfrage

Diese Frage spielt bei zahlreichen Überlegungen keine geringe Rolle, so daß eine Bemerkung hierzu notwendig erscheint.

Griseofulvin gilt als teuer. Versucht man jedoch an konkreten Beispielen, den früher erforderlichen Aufwand an Medikamentenkosten, ärztlichem und pflegerischem Personal, Isolierungsmaßnahmen und Kosten des stationären Aufenthaltes in eine rechnerische Beziehung zu setzen zu den Kosten einer ambulant durchführbaren Griseofulvinbehandlung, so sehen die Dinge anders aus: Früher gehörte die Mikrosporie zu den kostspieligsten Erkrankungen des Kindesalters. DOEPFMER errechnete einen Durchschnitt von 1000—3000 DM an Behandlungsaufwand für ein einziges mikrosporiekrankes Kind *vor* Einführung der Griseofulvintherapie. Heute dagegen betragen die Kosten für die Behandlung eines solchen Kindes mit Griseofulvin nur noch 50 DM.

Diese erhebliche Herabsetzung der Behandlungskosten sollte ein Anlaß sein, die *völlige Ausmerzung der Mikrosporie beim Menschen* anzustreben. Dieses Ziel kann erreicht werden, wenn in verständnisvoller Zusammenarbeit mit den Tierärzten auch die Mikrosporie bei Tieren unter Kontrolle gehalten und einer Übertragung auf den Menschen wirksam vorgebeugt wird.

b) Trichophytie

Die klassischen Krankheitsbilder der *oberflächlichen* und *tiefen Trichophytie* gehören zu den Hauptindikationsgebieten der Griseofulvinbehandlung. Zahlreiche Autoren stimmen darin überein, daß unkomplizierte Fälle unter Griseofulvin sehr rasch, oft schon innerhalb von 10-14 Tagen, abheilen. doch waren solche Erkrankungen auch bisher schon mit andern Behandlungsmethoden zu beherrschen. Was Griseofulvin in die vorderste Reihe der Antimykotica gebracht hat, sind die Behandlungserfolge bei Dermatophytien, die Jahre und Jahrzehnte hindurch jeder Behandlung trotzten. Insbesondere die langwierigen, mitunter generalisierten Infektionen durch *Trichophyton rubrum* haben mit einem Schlag ihren Schrecken verloren. Solche Fälle zu heilen, gehört zu den dankbarsten und befriedigendsten Aufgaben der Mykosetherapie.

Griseofulvinempfindlichkeit der Trichophyton-Arten

Sämtliche Pilzstämme der Gattung Trichophyton werden durch Griseofulvin *gehemmt*. Die Empfindlichkeit ist stammweise und artweise verschieden, hochgradig empfindlichen stehen gut empfindliche und weniger empfindliche Arten gegenüber. Die Hemmwerte *in vitro* liegen nach Götz zwischen 0,33 γ und 200 γ, am niedrigsten für Trichophyton verrucosum und T. megninii; am höchsten waren die Konzentrationen, die für Trichophyton mentagrophytes. T. schönleinii, T. tonsurans, T. quinckeanum und T. equinum benötigt wurden. Trichophyton rubrum war — je nach Stamm — gut bis weniger gut empfindlich.

Zweifellos gibt es eine *Anpassung* der Dermatophyten an Griseofulvin bis zu einem gewissen Grade, eine echte Resistenz konnte bisher jedoch noch nicht demonstriert werden. Mit größter Zurückhaltung sind deshalb Berichte aufzunehmen, in denen zur Erklärung des Nichtansprechens einer mykotischen Erkrankung das Vorliegen eines griseofulvinresistenten Dermatophytenstammes behauptet wird.

Indikationsstellung

Vom *ätiologischen* Standpunkt aus ist die Frage, bei welchen Trichophytie-Erkrankungen eine Griseofulvinbehandlung angezeigt ist, rasch und leicht beantwortet, nämlich: bei *allen*. Die Frage nach dem *Zeitpunkt* des Behandlungsbeginns zielt aber bereits unvermittelt in das *Dilemma* der *mykologischen Diagnostik*: Der berechtigten Forderung möglichst frühzeitiger Behandlung steht die oft wochenlange Dauer kultureller mykologischer Untersuchungen entgegen. Die für die Candida albicans-Diagnostik erreichte Abkürzung ist für die Trichophyton-Pilze bisher noch nicht gelungen; alle derartigen Versuche erwiesen sich als unzulänglich oder gar unsinnig. Die Praxis verlangt aber nach einer zuverlässigen Schnelldiagnostik, um aus dem Dilemma herauszukommen. Das Ziel ist auch erreichbar, wenn es von kompetenter Seite aus mit dem nötigen Nachdruck angestrebt wird.

Vorläufig jedoch wäre es überspitzt, den Beginn einer jeden Griseofulvinbehandlung der Trichophytie unter allen Umständen von der kulturellen Identifizierung des Erregers abhängig machen zu wollen. Im folgenden sei deshalb näher darauf eingegangen, wann und unter welchen Gesichtspunkten bei den verschiedenen Erscheinungsformen der Trichophytie eine Griseofulvinbehandlung angezeigt erscheint.

Die bisher vorliegenden etwa zweijährigen Erfahrungen haben ergeben, daß nicht alle Formen der Trichophytie gleich gut auf Griseofulvin ansprechen und daß gelegentlich — trotz guter Griseofulvinempfindlichkeit des Erregers in vitro — eine Heilung nicht zustande kommt. Es ist deshalb nicht damit getan, bei klinischem Verdacht auf Trichophytie ohne weiteres Griseofulvin zu verabreichen und dann zu warten, ob sich „ex juvantibus" die Diagnose bestätigen läßt. Prinzipiell sollte vielmehr die Trias „Klinisches Bild — Nativpräparat — Kultur" die Diagnose sichern, doch kann, um den Bedürfnissen der Praxis gerecht zu werden, bei einigen Erscheinungsformen der Trichophytie die Griseofulvinbehandlung beginnen, bevor die endgültigen Ergebnisse der kulturellen Untersuchung vorliegen.

Trichophytie des behaarten Kopfes

Die nichtentzündlichen Formen sprechen besser auf Griseofulvin an als die entzündlichen. Unterschiede in bezug auf die verschiedenen Trichophyton-Arten scheinen jedoch nicht in nennenswertem Umfange vorzukommen, wenn man davon absieht, daß bei Ektothrix-Arten häufiger entzündliche Reaktionen beobachtet werden als bei Endothrix-Arten. Die Behandlung kann beginnen, wenn der klinische Verdacht auf Mykose durch den mikroskopischen Nachweis von Pilzfäden, bzw. Pilzsporen (ektothrich oder endothrich) erhärtet wurde *und außerdem* die Anwesenheit von fadenbildenden oder nichtfadenbildenden Hefen kulturell ausgeschlossen wurde. Der kulturelle Ausschluß einer Hefeinfektion dauert weniger als 24 bis höchstens 48 Std, stellt also keine ins Gewicht fallende Verzögerung des Behandlungsbeginns dar.

Kerion Celsi kommt nicht nur bei Trichophytie, sondern auch bei Mikrosporie vor, beides sind Indikationen für die Griseofulvinbehandlung, so daß die endgültige Erregerdiagnose nicht abgewartet zu werden braucht. Bei Kerionbildung ist zwar mit einer ausgeprägten Tendenz zur Spontanheilung zu rechnen, mit Griseofulvin läßt sich aber — besonders bei Frühbehandlung — eine Abkürzung der Dauer der Erkrankung erzielen.

Da Griseofulvin in vivo nicht zur Abtötung der Pilze führt, bleiben die pilzbefallenen Haare bis zur völligen klinischen Heilung (und selbst darüber hinaus) immer noch infektiös, so daß aus hygienischen Gründen unbedingt dafür Sorge getragen werden muß, diese Ansteckungsquelle auszuschalten, z. B. durch lokal anzuwendende *Depilationsmittel* (Bariumsulfid, Pilca) oder durch manuelle Epilation einzelner Haare mit der Pinzette; hierbei kann Wood-Licht das Auffinden pilzbefallener Haare erleichtern. Es sei jedoch ausdrücklich darauf hingewiesen, daß beim Menschen (im Gegensatz zum Tier) während der Griseofulvinbehandlung die Fluorescenz der pilzbefallenen Haare eher verschwindet als die Pilze selbst.

Röntgen- und Thalliumepilation sind völlig überflüssig geworden. Dies ist ein besonders bemerkenswerter Fortschritt der Griseofulvintherapie.

Sycosis barbae spricht ausgezeichnet auf Griseofulvin an, wenn sie durch Trichophytonpilze verursacht ist. Das Nativpräparat trägt in diesem Falle wesentlich zur Klärung der Diagnose bei, kulturell läßt sich innerhalb von 1—2 Tagen feststellen, ob Bakterien oder Hefen in Betracht kommen. Würde man sich auf das Nativpräparat allein verlassen, dann bliebe eine etwaige sekundäre Besiedelung mit Bakterien oder Hefen unerkannt und könnte die Heilung verzögern oder verhindern; ganz abgesehen davon, daß auch fadenbildende Hefepilze — wenn auch selten — im Haarfollikel ektothrich dichte Pilzgeflechte zu bilden vermögen, deren

Identifizierung recht schwierig ist und die nicht auf Griseofulvin ansprechen. Bei „positivem" Nativpräparat und kulturellem Nachweis von Hefen beginnt man sofort mit der Behandlung der Hefeinfektion und gibt zusätzlich innerlich Griseofulvin, sobald — fast immer schon innerhalb von 1—2 Wochen — die Kultur außerdem Dermatophytenwachstum zeigt; die Artdiagnose ist für den Behandlungsbeginn unerheblich, aus epidemiologischen und wissenschaftlichen Gründen sollte sie aber angestrebt werden.

Trichophytie der Augenbrauen und Wimpern

Sie ist eine absolute Indikation für Griseofulvin, erübrigen sich doch alle, für das Auge nicht immer indifferenten lokalen Behandlungsmaßnahmen mit Ausnahme der manuellen Epilation der pilzbefallenen Haare.

Tiefe Trichophytie der lanugobehaarten Haut

Dieses Krankheitsbild sollte unbedingt mit Griseofulvin behandelt werden, obwohl in einer Reihe von Fällen nach langer Dauer schließlich und endlich — nach eingetretener Immunisierung — die Selbstheilung möglich ist. Im Einzelfall läßt sich bekanntlich nicht voraussagen, sondern nur mutmaßen, ob es tatsächlich zur Selbstheilung kommen wird oder nicht. Das darin liegende Risiko läßt sich vermeiden, wenn — möglichst frühzeitig — Griseofulvin gegeben wird. Außerdem wird die Erkrankungsdauer oft sehr erheblich verkürzt. Da es sich bei tiefen Trichophytien nicht selten um beruflich bedingte Infektionen handelt (Tierärzte, Tierpfleger, mit Tierversuchen beauftragte Personen), ist die rasche Wiederherstellung der Arbeits- und Berufsfähigkeit ein nicht zu unterschätzender Faktor.

Trichophytia follicularis cruris

Chronisch verlaufende Fälle von tiefer Trichophytie, insbesondere die *Trichophytia follicularis cruris*, waren bis zum Beginn der Griseofulvinära eine wahre „crux medicorum", nicht nur in diagnostischer, sondern vor allem in therapeutischer Hinsicht. Viele dieser Fälle, die manchmal schon seit Jahrzehnten trotz mannigfacher Behandlungsversuche ungeheilt geblieben waren, lassen sich mit Griseofulvin zur Abheilung bringen; gelegentlich jedoch scheinen heilungsverzögernde und andere Faktoren eine Rolle zu spielen, so daß die völlige Ausheilung mit Griseofulvin allein nicht immer gelingt. Auch in diesem Zusammenhang muß nachdrücklich vor einer Diagnose „ex juvantibus" gewarnt werden: Bleibt trotz Griseofulvin die Heilung aus, kann dennoch ein griseofulvinempfindlicher Erreger die Ursache der betreffenden Krankheitserscheinung sein. Diese Fälle sind aber glücklicherweise selten.

Die bei Frauen häufiger vorkommende und kosmetisch sehr störende Trichophytie der Unterschenkel wird meist durch Trichophyton rubrum verursacht, seltener durch Trich. mentagrophytes, Trich. quinckeanum oder Trich. verrucosum. Da alle diese Pilze griseofulvinempfindlich sind, müssen die Ursachen für ein etwaiges Versagen der Griseofulvintherapie anderswo gesucht werden.

Die Behandlungsdauer betrug bei den Fällen von TELLER 8—12 Wochen, es trat rezidivfreie Abheilung ein.

Auch die meist durch Trichophyton rubrum bedingte Mykose in Form des *Granuloma trichophyticum Majocchi*, generalisiert ein recht schweres Krankheitsbild, da die Pilze tief in lebendes Gewebe eindringen, konnte durch Griseofulvin geheilt werden (BLANK und SMITH). In diesem Falle wurden zunächst höhere Griseofulvindosen gegeben (5,0 g pro die), nach 1 Monat die Hälfte und nach weiteren 6 Wochen die „Normaldosis" von 1,0 g pro die; die Haupterscheinungen waren nach 3 Monaten abgeheilt, die mitbefallenen Fingernägel brauchten 4 Monate, die Fußnägel etwas mehr als 7 Monate.

Oberflächliche Trichophytie

Sowohl die akuten als auch die chronischen Verlaufsformen sprechen durchweg gut auf Griseofulvin an. Bei typischem klinischen Bild genügt das „positive" Nativpräparat und der innerhalb von 1—2 Tagen mögliche Ausschluß einer Hefeinfektion, um die Behandlung einzuleiten. Nach weiteren 2—3 Tagen ergibt die Kultur, ob Schimmelpilze als Erreger in Betracht gezogen werden müssen, die — ebenso wie die Hefen — nicht griseofulvinempfindlich sind. Die endgültige Identifizierung einer gezüchteten Trichophyton-Art dauert meist mehrere Wochen; zu diesem Zeitpunkt ist aber die Erkrankung, wenn die vorgeschlagene Frühbehandlung durchgeführt wird, bereits abgeheilt.

Unter dem Bild einer oberflächlichen Trichophytie auftretende Mikrosporieherde werden meist erst durch die Kultur als solche erkannt, wenn nicht gleichzeitig Kopfherde darauf hindeuten; für die Griseofulvinbehandlung ist dies bedeutungslos, da keine beachtenswerte Unterschiede in der Griseofulvinempfindlichkeit bestehen.

Der „*Tropische Ringwurm*" (Tinea imbricata, Tokelau), charakterisiert durch die in konzentrischen Ringen und dachziegelartig angeordneten Schuppen, heilt bei oraler Griseofulvinbehandlung in üblicher Dosierung rasch und glatt ab (BELISARIO und HAVYATT); Trichophyton concentricum, der häufigste, wenn auch nicht der alleinige Erreger dieser Erkrankung, ist gut griseofulvinempfindlich. Eine für die Abheilung nicht erforderliche zusätzliche Lokalbehandlung mit fungiciden Mitteln bezweckt allenfalls die rasche Beseitigung der pilzbefallenen Schuppen und ihre Ausschaltung als Infektionsquelle.

Mykotisches Ekzem

Ekzematisierte Mykosen und mykotisch superinfizierte Ekzeme anderer Genese sind nicht selten von einer Mischflora besiedelt, bei der

neben Dermatophyten auch Hefen und Bakterien eine Rolle spielen.
Wird in solchen Fällen ein Pilz der Gattung Trichophyton nachgewiesen,
so kann zwar die Griseofulvinbehandlung indiziert sein, der Befall mit
andern Mikroben bedarf aber ebensosehr der Beachtung, wie eine nach
den bewährten dermatologischen Grundsätzen durchgeführte anti-
ekzematöse Therapie von großer Bedeutung ist. Diese Therapie, die unter
anderm die Aufhebung der allergischen Blockierung des Krankheitsherdes
bezweckt, schafft damit auch bessere Voraussetzungen für das Vordringen des Griseofulvins bis zum Ort des Krankheitsgeschehens.

Trichophytie bei Tieren

Die vorwiegend durch Pilze der Gattung Trichophyton verursachten
Dermatomykosen bei Haustieren, Wildtieren und Laboratoriumstieren
sind zwar im Prinzip eine Indikation für Griseofulvin, da alle Trichophyton-Arten, die bei Tieren vorkommen, griseofulvinempfindlich sind;
in der Praxis jedoch sehen die Dinge anders aus: Der ausgeprägten
Tendenz zur Selbstheilung dieser als Kälberflechte, Teigmaul, Glatz-
flechte oder Scherflechte bezeichneten Pilzinfektionen stehen die hohen
Kosten einer Griseofulvinbehandlung gegenüber, die infolgedessen bisher
nur in Ausnahmefällen durchgeführt wird. Es kommt hinzu, daß es mit
Griseofulvin nicht gelingt, die im Fell der Tiere oder in der Einstreu des
Stalles befindlichen Pilzsporen zu vernichten, so daß zur Ausschaltung
dieser Infektionsherde auf fungicide Mittel nicht verzichtet werden kann.

Besondere Bedeutung haben jedoch die experimentellen Trichophytie-
Infektionen bei Tieren, da sie ein wertvolles Hilfsmittel zur Erforschung
der Griseofulvinwirkung darstellen.

Dosierung und Behandlungsdauer

Als „Normaldosis" zur Behandlung der verschiedenen Formen der
Trichophytie gilt für *Erwachsene* heute die Tagesdosis von 4 mal 250 mg
(= 4 mal 1 Tabl.) bis zur Abheilung der Krankheitserscheinungen; bei
besonders hohem Körpergewicht kann diese Dosis auf 1,5—2,0 g gesteigert werden. Die anfänglich hohen Dosen von 5,0 g p. d. brachten
demgegenüber keine Vorteile.

Bei *Kindern* dosiert man am besten nach dem Körpergewicht, sollte
aber einkalkulieren, daß die tatsächlich erhaltene (nicht nur die verord-
nete) Tagesdosis unbedingt die Wirkungsschwelle überschreiten muß,
diese liegt meist um 20 mg/kg Körpergewicht; gut bewährt haben sich
Tagesdosen von 30—50 mg/kg Körpergewicht. Die meisten Autoren
gaben Kindern zwischen 250 und 750 mg Griseofulvin pro die, in einer
Dosis oder häufiger auf mehrere Gaben verteilt.

Die Gesamtdosis richtet sich völlig nach dem Verlauf, sie hängt weder
vom Alter des Patienten noch von der vorherigen Dauer der Erkrankung
noch von der Ausbreitung der Krankheitserscheinungen ab. Erst wenn

alle Herde abgeheilt und die mykologischen Befunde negativ sind, wird Griseofulvin abgesetzt. Es kann vorkommen, daß über 1000 Tabletten benötigt werden.

Die *Behandlungsdauer* liegt im allgemeinen zwischen 10—14 Tagen und mehreren Monaten.

Um die Gesamtmenge an Griseofulvin zu reduzieren, ist versucht worden, Griseofulvin in bestimmten *Intervallen* zu geben, z. B. an jeweils 2 Wochentagen hintereinander und dann Pause bis zur nächsten Woche. In einer Reihe von Fällen ist auf diese Weise tatsächlich eine Einsparung an Griseofulvin bei glatter Abheilung erzielt worden, in andern Fällen war die Pause von 5 Tagen zu lang.

Verträglichkeit und Nebenwirkungen

Beides hängt nicht vom Krankheitsbild der Trichophytie oder von der Art des Erregers ab, so daß an dieser Stelle auf nähere Einzelheiten verzichtet werden kann. Es soll aber ganz allgemein betont werden, daß Griseofulvin bei Trichophytie immer ausgezeichnet vertragen wird und daß nur sehr selten unerwünschte Nebenwirkungen beobachtet wurden.

Resistenz

Primär griseofulvinresistente Trichophyton-Stämme gibt es bisher *nicht*. Wohl aber ist wiederholt eine graduell verschiedene Anpassung der Pilze an Griseofulvin in vitro festgestellt worden; diese verlor sich aber wieder bei Züchtung der Pilze auf griseofulvinfreiem Nährboden. Sogenannte „Resistenz in vivo" ist eine schwer beweisbare Behauptung, die im Grunde nichts weiter besagen soll, als daß eine Mykose trotz Griseofulvin nicht abgeheilt ist, ohne die Gründe aber näher zu analysieren.

Versageranalyse

Heilt eine Trichophytie trotz ausreichender Griseofulvingaben nicht ab oder kommt es nach anfänglicher Besserung wieder zum Auftreten neuer Herde, so lohnt es sich, diese Therapie-Versager genau zu analysieren, bevor Schlüsse gezogen werden.

Um Anhaltspunkte zu gewinnen, welche Fragen sich hierbei ergeben können, seien im folgenden einige Ursachen für das Versagen der Griseofulvinbehandlung angeführt, die besonders dann in Betracht kommen, wenn Griseofulvin ohne Sicherung der Diagnose durch mykologische Untersuchungen gegeben worden war.

a) *Fehlende Indikation* infolge Verwechslung mit trichophytieähnlichen nichtmykotischen Erkrankungen, z. B. numuläres Ekzem.

b) *Sekundäre Mykose* bei nicht behandelter oder nicht erkannter Grundkrankheit anderer Genese, z. B. Psoriasis.

c) *Griseofulvinunempfindliche Pilze* (Hefen, Schimmelpilze) als alleinige Erreger.

4*

d) *Mischinfektion* aus griseofulvinempfindlichen Trichophytonpilzen in Verbindung mit griseofulvinunempfindlichen Hefen oder Schimmelpilzen, die nicht zusätzlich behandelt wurden.

e) *Bakterielle Sekundärinfektion*, die nicht berücksichtigt wurde.

f) *Erregerwechsel* im Verlauf der Behandlung. z. B. kann eine ursprünglich durch Trichophyton rubrum verursachte Erkrankung durch Candida albicans weiter unterhalten werden.

g) *Allergische Blockierung* des Krankheitsherdes, deren Beseitigung nicht versucht wurde oder nicht gelungen ist.

h) *Durchblutungsstörungen*, die einen ungenügenden Griseofulvinspiegel in den betroffenen Geweben zur Folge hatten.

i) *Pathologisch-anatomische Besonderheiten*, z. B. hyperkeratotische Veränderungen, die das Vordringen des Griseofulvins bis zu den Pilzhyphen behinderten.

Inwieweit *humorale Faktoren* des menschlichen oder tierischen Körpers außerdem eine Rolle spielen, wird noch diskutiert.

Bei rechtzeitiger Berücksichtigung der wichtigsten Faktoren, die zum Versagen der Griseofulvinbehandlung bei der Trichophytie führen können, und bei strenger, mykologisch gesicherter Indikationsstellung wird sich die bisher schon hohe Heilungsquote noch weiter verbessern lassen.

Literatur

Rieth, H.: Antimykotica — unter besonderer Berücksichtigung des Griseofulvins. Hautarzt **12**, 193—200 und 242—249 (1961); s. dort ausführliche Literaturübersicht.

Dr. Hans Rieth,
Univers.-Hautklinik, Hamburg-Eppendorf

Aus der Universitäts-Hautklinik Hamburg-Eppendorf
(Direktor: Prof. Dr. Dr. J. Kimmig)
und der
Hautabteilung am Stadtkrankenhaus-Kassel (Chefarzt: Prof. Dr. K. Wulf)

Griseofulvintherapie der experimentellen Mikrosporie (Selbstversuch) Demonstration

Von

M. Thianprasit, Hamburg

Mit 2 Abbildungen

Ein Selbstversuch diente dem Zweck, nachzuweisen, ob aus Erde isolierte Mikrosporum gypseum-Stämme menschenpathogen sind.

Zwei Stämme standen uns zur Verfügung. Der eine Stamm ist im vorigen Jahre aus thailändischer Erde isoliert worden, der andere aus Hamburger Gartenerde.

Im Falle des Angehens der Infektion sollte außerdem geprüft werden, wie die Erkrankung auf Griseofulvin anspricht. Aus der Literatur ist ja bekannt, daß hautpathogene Bodenpilze in vitro weniger griseofulvinempfindlich sind, als die aus menschlichen und tierischen Krankheitserscheinungen isolierten Stämme.

Die Inoculation erfolgte am linken Unterarm, und zwar wurden jeweils lediglich 3 Ösen gipsig aussehender Kulturen auf die Haut gebracht

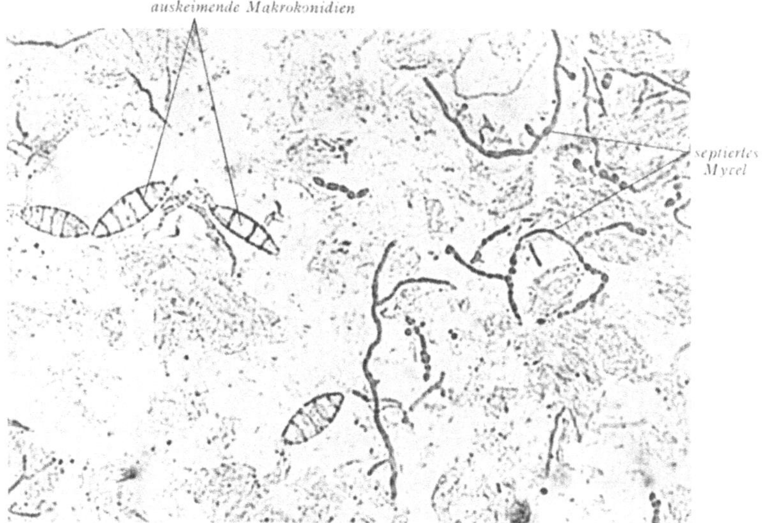

Abb. 1. Nativpräparat von Hautschuppen, 6 Tage nach der Inoculation entnommen

und mit einem feuchten, sterilen Tupfer bedeckt. Dieser wurde mit Leukoplast-Streifen fixiert. Wir achteten streng darauf, daß keinerlei Nährbodenbestandteile mit überimpft wurden. Die mikroskopische Kontrolle des Impfgutes zeigte, daß vorwiegend typische Makrokonidien von Mikrosporum gypseum auf die Haut gebracht worden waren.

Der Infektionsverlauf war typisch, nach 3 Tagen trat Juckreiz auf, nach 6 Tagen Rötung und Bläschenbildung sowie Verstärkung des Juckreizes. Das Nativpräparat zeigte zu diesem Zeitpunkt: auskeimende Makrokonidien und septiertes Mycel (Abb. 1).

Ein Teil der verimpften Makrokonidien hatte sich nicht verändert. Kulturell wurden Reinkulturen von Mikrosporum gypseum zurückgewonnen. Im weiteren Verlauf zeigte sich, daß der thailändische Stamm einen erheblich größeren Krankheitsherd hervorrief als der Hamburger Stamm.

Im Verlauf von 4 Wochen kam es zur Schuppen- und Krustenbildung, zur Pigmentierung und Lichenifizierung, während der Juckreiz in wechselnder Stärke auftrat (Abb. 2).

Vom 28. Tag ab wurde nun Griseofulvin gegeben, und zwar 1 g/die. Schon vom zweiten Behandlungstag ab trat kein Juckreiz mehr auf, die Abheilung beider Herde erfolgte außerordentlich rasch.

Bereits nach 5 Tagen, also nach einer Gesamtmenge von 5 g Griseofulvin waren die Schuppen und Krusten verschwunden, Nativpräparat

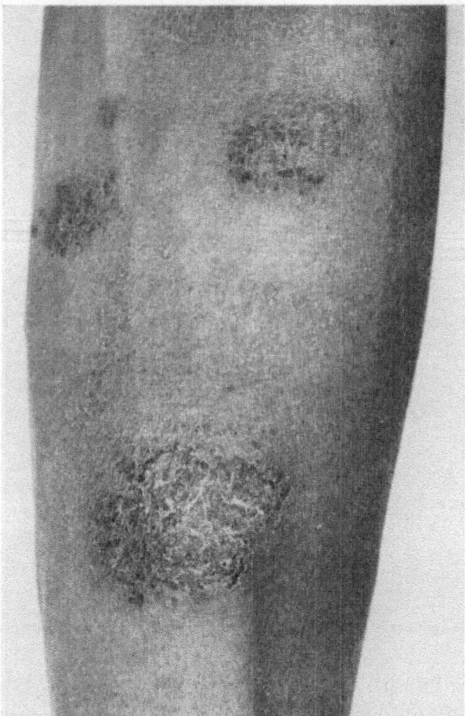

Abb. 2. Klinisches Bild, 4 Wochen nach der Selbstinfektion

und Kultur negativ. Griseofulvin wurde noch 2 Tage gegeben und dann abgesetzt. Zurück blieb lediglich eine geringe Hyperpigmentierung. Weitere mikroskopische und kulturelle Kontrollen 15 Tage nach Behandlungsbeginn waren sämtlich negativ.

Zusammenfassend dürfen wir sagen, daß die beiden Mikrosporum gypseum-Stämme, die wir als Erdboden-Saprophyten isoliert hatten, sich beide als menschenpathogen erwiesen, jedoch Virulenzunterschiede zeigten. Die Ansprechbarkeit der experimentellen Mikrosporie am linken Unterarm auf die Griseofulvinbehandlung war ausgezeichnet.

Dr. M. Thianprasit
Univers.-Hautklinik, Hamburg-Eppendorf

Griseofulvinaufnahme durch die Nägel*

Von

R. Vanbreuseghem, Antwerpen[1] und **S. Rosenthal,** New York[2]

Mit 3 Abbildungen

Die Anwendung des Griseofulvins bei Dermatophytien hat sich als bedeutender Fortschritt auf dem Gebiet der dermatologischen Therapie erwiesen. Während nun die Pilzerkrankungen der Kopfhaut und der lanugobehaarten Haut auf dieses Antibioticum rasch ansprechen, fallen die Nagelmykosen dadurch auf, daß für ihre klinische Heilung oder Besserung eine sehr lange Behandlungszeit benötigt wird. Noch merkwürdiger ist aber die Tatsache, daß in vielen Fällen klinische Heilung oder Besserung des einen Nagels und vollständige Therapieresistenz eines Nagels an einem benachbarten Finger nebeneinander vorkommen; oder die Nägel an dem einen Fuß heilen ab, während die am andern Fuß infiziert bleiben (D. T. Williams 1960).

Der Grund für diese anscheinend vom Zufall abhängige therapeutische Wirkung ist bis jetzt unbekannt, obgleich diese rätselhafte Art von Heilung oder Besserung auch spontan vorkommt (R. Vanbreuseghem 1960a und b). Es ist möglich, daß das Arzneimittel nicht von allen Nägeln gleichmäßig aufgenommen wird, so daß in einigen Nägeln die Griseofulvinkonzentration unter dem für die Fungistase nötigen Spiegel bleibt. Die Entwicklung einer Griseofulvinresistenz durch die Pilze in vivo ist eine weitere Möglichkeit, doch ist nur selten auf sie hingewiesen worden (P. Michaelides, S. A. Rosenthal, M. B. Sulzberger u. V. H. Witten).

Dieses Problem der Griseofulvinaufnahme durch Nägel hat den einen von uns für einige Zeit beschäftigt (R. Vanbreuseghem, 1960). Der jetzige Bericht ist eine ausführliche und erweiterte Darstellung weiterer Arbeiten auf diesem Gebiet.

---

* Diese Untersuchung wurde durchgeführt in der mykologischen Abteilung (Abteilungsleiter: Prof. Dr. R. Vanbreuseghem) des Institut de Médecine Tropicale „Prince Léopold" in Antwerpen, Belgien (Direktor: Prof. Dr. P. G. Janssens) und wurde zu einem Teil durch ein Stipendium (EF 11,110) von den National Institutes of Health, Public Health Service, USA, unterstützt. Übersetzt von Dr. H. Rieth, Hamburg.

[1] Professor am Institut de Médecine Tropicale in Antwerpen und an der Université Libre de Bruxelles in Brüssel, Belgien.

[2] Associate Professor, Department of Dermatology, New York University, Post Graduate Medical School, New York, N. Y., USA.

Methodik

Weiße Mäuse von 20—24 g Gewicht, erhielten täglich 1,25 mg Griseofulvin[1]. Das Griseofulvin wurde jeden Tag frisch in Milch angerührt, so daß 1 Tropfen der Milchsuspension die gewünschte Arzneimenge enthielt. Kontrollmäuse erhielten täglich 1 Tropfen des Milchvehikels zum Futter. Die Tiere wurden nach 15, 21 und 28 Fütterungstagen mit Äther getötet, ihre Nägel mit einer Zange entfernt, in individuell numerierte Umschläge gebracht und im Autoklaven sterilisiert. Jeder Nagel konnte dadurch hinsichtlich seines Sitzes für jedes Tier identifiziert werden.

Die Nägel jeder Pfote wurden entlang der Mittellinie eines mit Sabouraud-Agar beschichteten sterilen Objektträgers gelegt. Die Objektträger wurden dann auf ein U-Rohr in eine sterile Petrischale gebracht; die Beimpfung erfolgte entlang einer Kante mit Trichophyton mentagrophytes oder Mikrosporum gypseum. Etwa 3—5 ml Aqu. dest. steril. wurden auf den Boden der Petrischale gegeben; die mikroskopische Untersuchung der Objektträger erfolgte nach 5 und nach 10 Tagen Bebrütung.

Nach der letzten Ablesung wurden die Objektträger getrocknet und nach der Technik von Rivalier und Seydel gefärbt (siehe Langeron und Vanbreuseghem).

In dem Bestreben, die strömende Blutmenge in den Nägeln zu vergrößern, wurden Arzneimittel mit vasodilatierender Wirkung auf die kleinen Extremitätenarterien ausgewählt, um sie einigen Tieren zusammen mit Griseofulvin zu geben. Da es bisher noch keine Beurteilungen oder Erfahrungen auf diesem Gebiet gab, wurde ein Dibenzazepin-Derivat, das RO 2—3248 oder Azapetin[2], herausgegriffen. Diesem Medikament wird eine lang andauernde vasodilatierende Wirkung zugeschrieben; verschiedene Autoren haben es klinisch und experimentell geprüft. Die Azepine-Menge, die täglich 4 Mäusen gegeben wurde, betrug 1 mg in Pulverform. Dieses Pulver, mit Lactose angereichert (10 g Lactose für 1 Tablette mit 25 mg Azepine), wurde auf die Oberfläche von 2 Stücken Brot gestreut, 10 ml Milch wurden auf das Brot gegossen. Die mit Azepine gefütterten Mäuse (unmittelbar nach Griseofulvin gegeben) erhielten keine andere Nahrung als Brot und Milch.

Mäuse-Versuchsreihen

Die Zahl der für jeden Versuch eingesetzten Mäuse ist klein, aber insgesamt waren es doch 802 Nägel, die gewonnen werden konnten. Die Mäuse wurden in 10 Versuchsreihen unterteilt (Versuchsreihe VIII blieb unberücksichtigt)

Versuchsreihe I: 4 Mäuse wurden 15 Tage lang mit Griseofulvin gefüttert; die Objektträger wurden mit M. gypseum beimpft.

---

[1] Griseofulvin wurde freundlicherweise zur Verfügung gestellt von Glaxo, von Imperial Chemical Industry (England) und von Wolfs Laboratorium (Belgien). Obwohl in getrennten Versuchen die im Handel erhältlichen Tabletten und reines Griseofulvin verwendet wurden, waren die Ergebnisse praktisch identisch und wurden deshalb zusammengezogen.

[2] Ilidar, von Hoffmann-La Roche, denen wir hierfür zu Dank verpflichtet sind.

Versuchsreihe II: 4 Mäuse wurden 15 Tage lang mit Griseofulvin gefüttert; die Objektträger wurden mit T. mentagrophytes beimpft.

Versuchsreihe III: 4 Mäuse wurden 21 Tage lang mit Griseofulvin gefüttert; die Objektträger wurden mit M. gypseum beimpft.

Versuchsreihe IV: 4 Mäuse wurden 28 Tage lang mit Griseofulvin gefüttert, die Objektträger wurden mit M. gypseum beimpft.

Versuchsreihe V: 4 Mäuse wurden 21 Tage lang mit Griseofulvin gefüttert; die Objektträger wurden mit T. mentagrophytes beimpft.

Versuchsreihe VI: 4 Mäuse wurden 15 Tage lang mit Griseofulvin und Azepine gefüttert; die Objektträger wurden mit M. gypseum beimpft.

Versuchsreihe VII: 4 Mäuse wurden 21 Tage lang mit Griseofulvin und Azepine gefüttert; die Objektträger wurden mit M. gypseum beimpft.

Versuchsreihe IX: 8 Mäuse wurden weder mit Griseofulvin noch mit Azepine gefüttert; die Objektträger wurden mit M. gypseum beimpft.

Versuchsreihe X: 8 Mäuse wurden weder mit Griseofulvin noch mit Azepine gefüttert; die Objektträger wurden mit T. mentagrophytes beimpft.

Mikrosporum gypseum war der Testorganismus für die Versuchsreihen I, III, IV, VI, VII und IX; *Trichophyton mentagrophytes* für die Versuchsreihen II, V und X.

Ablesen der Objektträger-Kulturen

Die Objektträger wurden dreimal untersucht, nach 5 Tagen Wachstum, nach 10 Tagen Wachstum und nach der Trocknung und Färbung. Die ersten beiden Untersuchungen erfolgten, um festzustellen, ob die Nägel von den Dermatophyten befallen waren oder nicht. Die dritte Untersuchung hatte den Zweck, zu ermitteln, ob die Morphologie der Dermatophyten auf den Objektträgern mit den Nägeln der mit Griseofulvin gefütterten Tiere Unterschiede aufwies gegenüber der Morphologie der Dermatophyten auf den Objektträgern mit den Nägeln der Kontrolltiere.

Auf der Agaroberfläche, die den Objektträger in einer dünnen Schicht bedeckt, entwickelt sich das Mycel schön und regelmäßig, bis auf geringe Unterschiede in der Wachstumsgeschwindigkeit. Natürlich geschieht diese Entwicklung nicht nur auf der Oberseite des Objektträgers, sondern auch auf der Unterseite, da beide Seiten mit Agar bedeckt sind. Während der ersten beiden Ablesungen war es leicht zu beurteilen, ob das Mycel und die von diesem Mycel gebildeten Sporen sich auf dem Nagel selbst entwickelten. Diejenigen Nägel, die auf ihrer Oberfläche die Anwesenheit des Dermatophyten aufwiesen, wurden im Sinne dieser Arbeit als ,,befallen'' betrachtet. Diese Bezeichnung sagt nichts über die tatsächliche Durchdringung des Nagels durch den Pilz aus, sie wird nur verwendet, um zwischen Nägeln zu unterscheiden, die *in vitro* durch die Dermatophyten angegriffen oder nicht angegriffen wurden. Die Frage der tatsächlichen Invasion der Nägel durch die Pilze wurde nicht untersucht.

Die Entwicklung der Pilze auf der Oberfläche der Nägel wurde beurteilt nach der Anwesenheit von Mycel oder Sporen. Diese Entwicklung war sehr verschieden, nicht nur wenn man die Beobachtungen nach

5 Bebrütungstagen mit den Beobachtungen nach 10 Bebrütungstagen vergleicht, sondern auch zwischen den einzelnen Nägeln. In den Ergebnissen kommt klar zum Ausdruck, daß auf der einen Seite die Nägel der Kontrolltiere und der Tiere, die nur kurzzeitig mit Griseofulvin gefüttert worden waren, fast 100%ig von den Dermatophyten befallen waren, auf der andern Seite aber eine große Zahl der Nägel von Tieren, die eine genügend lange Zeit mit Griseofulvin gefüttert worden waren, dem Befall entgangen war.

Was aus den Tabellen nicht hervorgeht, ist das Ausmaß des Befalls der Nägel oder die Schnelligkeit ihres Befalls durch die Dermatophyten. Etwas allgemein gesagt, spricht die Anwesenheit von Makrokonidien bei dem *Mikrosporum gypseum* und von Mikrokonidien bei dem *Trichophyton mentagrophytes* für eine starke Entwicklung des Pilzes auf der Agar- und Nageloberfläche. Das Vorhandensein von Makro- oder Mikrokonidien war in den Nägeln der Kontrollen verschieden gegenüber dem, was sich in den Nägeln der mit Griseofulvin gefütterten Tiere zeigte; beispielsweise waren in einem Versuch, nach 5 Wachstumstagen, 13 von 70 Nägeln der Tiere, die 21 Tage lang mit Griseofulvin gefüttert worden waren, befallen, aber nur 3 hatten Makrokonidien; nach 10 Tagen hatten 26 von 33 befallenen Nägeln Makrokonidien. Demgegenüber waren 136 von 140 Nägeln der Kontrollen nach 5 Bebrütungstagen befallen und 96 Nägel zeigten zu diesem Zeitpunkt Makrokonidien, während am 10. Tage alle 140 Nägel mit einer riesigen Zahl von Makrokonidien übersät waren. Gleiches kann auch von den Nägeln gesagt werden, die dem Befall durch T. mentagrophytes ausgesetzt waren: bei den Tieren, die 21 Tage Griseofulvin erhalten hatten, waren nach 5 Bebrütungstagen 10 von 70 Nägeln befallen und nur 3 zeigten Mikrokonidien; nach 10 Tagen waren 49 der 70 Nägel befallen und 36 hatten Mikrokonidien. Im Gegensatz dazu waren nach 5 Bebrütungstagen 100 von 143 Kontrollnägeln, die dem gleichen Dermatophyten ausgesetzt waren, befallen, 68 davon mit Mikrokonidien; nach 10 Bebrütungstagen wiesen 142 von 143 Nägeln Befall auf, alle mit Mikrokonidien. Erwähnenswert ist, daß die Zahl der Makrokonidien bei *Mikr. gypseum* und der Mikrokonidien bei *Trich. mentagrophytes* nicht genau gleichgesetzt werden konnte, verglich man die Nägel der Testtiere mit denen der Kontrolltiere. In der ersten Gruppe war die Zahl der Sporen stark reduziert, ihr Vorhandensein wurde akzeptiert, sobald sie gesehen wurden, ohne Rücksicht auf ihre Zahl. Demgegenüber war das Wachstum bei den Kontrollnägeln so stark und bestand zum größten Teil aus Sporen, daß der Nagel in seiner äußeren Gestalt vollständig verändert wurde und aussah wie ein kleiner Sandhaufen (Abb. 1—3).

In den tabellarisch mitgeteilten Ergebnissen wurden die Nägel als „befallen" betrachtet ohne Berücksichtigung der Zahl der vorhandenen Sporen oder Pilzfäden.

Eine andere Tatsache, die nicht in den Tabellen erscheint, ist die Entwicklung der Kulturen auf der Unterseite der Objektträger. Wenn das Dermatophytenwachstum nicht durch die Anwesenheit irgendeines Antibioticums behindert wird, ist das Wachstum auf beiden Oberflächen

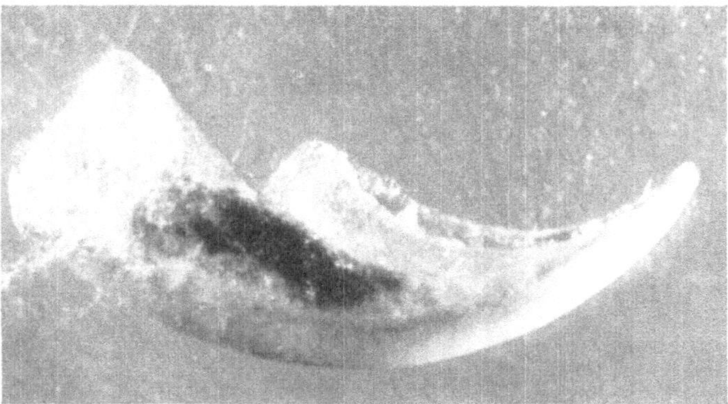

Abb. 1. Trächtige Maus Nr. 1; 21 Tage mit Griseofulvin gefüttert. Nagel Nr. 827 (4. Nagel der rechten Hinterpfote). Nach 10tägiger Bebrütung mit *M. gypseum*. Kein Befall (Vergrößerung: etwa 50fach)

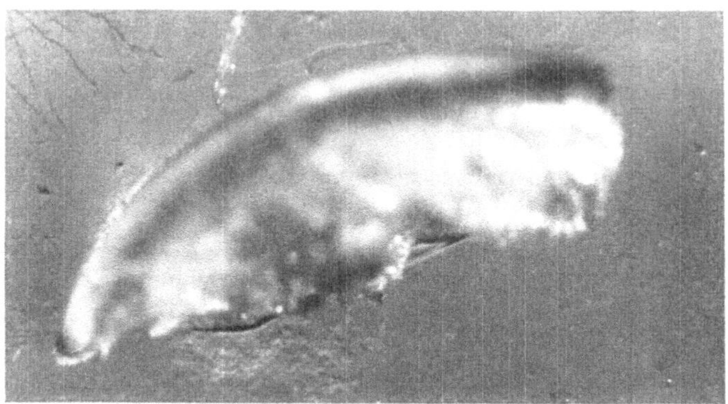

Abb. 2. Trächtige Maus Nr. 1; 21 Tage mit Griseofulvin gefüttert. Nagel Nr. 824 (1. Nagel der rechten Hinterpfote). Nach 10tägiger Bebrütung mit *M. gypseum*. Kein Befall des Nagels, doch Heranwachsen der Pilzfäden bis an den Nagel (Vergrößerung: etwa 50fach)

ungefähr gleich: es ist tatsächlich leicht festzustellen, daß die Entwicklung auf der unteren Oberfläche gleich ist der Entwicklung auf der oberen Oberfläche. Im Gegensatz dazu standen die Befunde mit den Nägeln der Tiere, die lange genug mit Griseofulvin gefüttert worden waren: Die Anwesenheit solcher Nägel auf der oberen Schicht des Objektträgers behindert das Dermatophytenwachstum, aber nur auf der oberen Schicht; das Wachstum auf der unteren Schicht ist infolgedessen viel rascher. In den besten Fällen kann beobachtet werden, daß sich die Dermatophyten auf der gesamten Unterseite des Objektträgers entwickeln, während sie auf der Oberseite nur ein Drittel oder die Hälfte der Oberfläche bedecken.

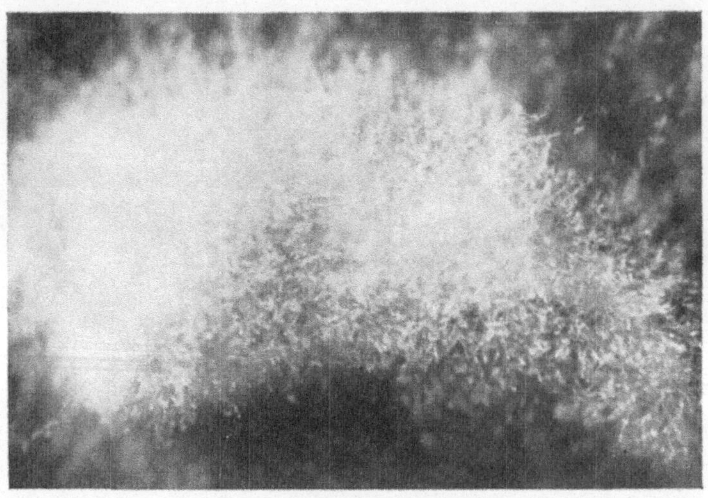

Abb. 3. Trächtige Maus Nr. 1; 21 Tage mit Griseofulvin gefüttert. Nagel Nr. 825 (2. Nagel der rechten Hinterpfote). Nach 10tägiger Bebrütung mit *M. gypseum*. Nagel befallen (Vergrößerung: etwa 50fach)

Ergebnisse

Die Ergebnisse unserer ersten Untersuchungen sind in Tab. 1 im einzelnen dargestellt. Sie können folgendermaßen zusammengefaßt werden:

Die Nägel von Mäusen, die nicht mit Griseofulvin gefüttert wurden, waren zu 100% von *M. gypseum* und zu 99,3% von *T. mentagrophytes* befallen (Versuchsreihen IX und X).

Die Nägel von Mäusen, die 15 Tage mit Griseofulvin gefüttert wurden, waren zu 100% befallen, durch M. *gypseum* wie auch durch *T. mentagrophytes* (Versuchsreihen I und II).

Die Nägel von Mäusen, die 21 und 28 Tage Griseofulvin erhalten hatten, waren in 47% und 62,9% der Fälle durch *M. gypseum* befallen (Versuchsreihe III und IV).

Die Nägel von Mäusen, die 21 Tage Griseofulvin erhalten hatten, wurden in 70% der Fälle durch *T. mentagrophytes* befallen (Versuchsreihe V).

Die Nägel von Mäusen, die 15 oder 21 Tage mit Griseofulvin und Azepine gefüttert worden waren, waren zu 90%, bzw. 74,6% durch *M. gypseum* befallen (Versuchsreihe VI und VII).

Die Tabelle 1 zeigt auch, daß die Zahl der befallenen Nägeln nach
5 Tagen etwa genau so groß ist wie nach 10 Tagen, wenn die Nägel von
einem Tier stammen, das entweder gar kein Griseofulvin oder nur für

Tabelle 1. *Befall von Mäusenägeln durch Dermatophyten nach Griseofulvinfütterung
(oder Griseofulvin + Azepin), nach 10tägiger Bebrütung*

Ver-suchs-reihe	Pilz	Behandlungstage		Zahl der Mäuse	Zahl der Nägel	Prozentsatz der befallenen Nägel	
		Griseo-fulvin allein	Griseo-fulvin + Azepine			nach 5 Tagen	nach 10 Tagen
IX	M. gypseum	0		8	140	97,1	100
I	M. gypseum	15		4	66	93,9	100
III	M. gypseum	21		4	70	18,6	47,1
IV	M. gypseum	28		4	71	31	62,9
VI	M. gypseum		15	4	70	25,7	90
VII	M. gypseum		21	4	71	40,8	74,6
X	T. mentagrophytes	0		8	143	70	99,3
II	T. mentagrophytes	15		4	70	44,3	100
V	T. mentagrophytes	21		4	70	14,2	70

eine zu kurze Zeitspanne Griseofulvin erhalten hatte. Für *T. mentagrophytes*, das langsamer wächst, ist dies weniger offensichtlich als für
M. gypseum. Andererseits sind die Unterschiede bei den Nägeln nach
5 Tagen und nach 10 Tagen viel größer, wenn die Nägel von einem Tier
stammen, das lange genug Griseofulvin erhalten hat.

Tabelle 2. *Nagelbefall durch Mikrosporum gypseum in vitro bei Mäusen nach
Griseofulvinverfütterung (2. Serie)*

Dauer der Verfütterung	Zahl der Mäuse	Gesamtzahl der Nägel	Zahl der befallenen Nägel	Zahl der nicht befallenen Nägel
0 Tage	15	269	263 (98%)	6 (2%)
15 Tage	8	134	133 (99,3%)	1 (0,7%)
21 Tage	8	137	110 (80,3%)	27 (19,7%)
28 Tage	4	70	49 (70%)	21 (30%)

Die oben beschriebenen Untersuchungen wurden 9 Monate nach dem
Vorliegen der ersten Ergebnisse wiederholt. Ein Blick auf die Tab. 2
zeigt, wie nahe diese Ergebnisse den früheren Daten kommen und daß
sie zur Gültigkeit unserer Ergebnisse beitragen[1].

Jeder Nagel wurde einzeln auf Befall untersucht; wir konnten für jede
Maus sagen, welcher Nagel geschützt und welcher befallen war. Ein Vergleich zwischen der Zahl der befallenen Nägel von Vorder- und Hinter-

---

[1] Die Daten in Tab. 1 wurden mathematisch analysiert durch Dr. LEOPOLD
MARTIN, Professor der Medizinischen Statistik an der Universität Brüssel. Über die
Ergebnisse seiner Analyse wurde früher bereits berichtet (VANBREUSEGHEM 1961/a).
Sie bestätigen den statistischen Wert unserer Ergebnisse. Wir sind Herrn Prof.
L. MARTIN für seine wertvolle Hilfe zu großem Dank verpflichtet.

pfote (Tab. 3) zeigt deutlich, daß die Nägel der Hinterpfoten einen stärkeren Befall aufwiesen als die Nägel der Vorderpfoten. Dies trifft jedoch nicht zu für die Nägel der Mäuse, die sowohl mit Griseofulvin als auch mit Azepine gefüttert worden waren. Wenn wir diese Ausnahmen

Tabelle 3. *Vergleich zwischen dem Befall der Vorder- und Hinterpfoten bei Mäusen nach Verfütterung von Griseofulvin*

| Pilz | Zahl der Behandlungstage mit | | Zahl der befallenen Nägel | |
	Griseofulvin allein	Griseofulvin + Azepin	Vorderpfoten	Hinterpfoten
M. gypseum	0		64/64 (100%)	76/76 (100%)
M. gypseum	15		28/28 (100%)	38/38 (100%)
M. gypseum	21		11/31 (35,5%)	22/39 (56,4%)
M. gypseum	28		12/31 (38,7%)	32/40 (80%)
M. gypseum		15	28/31 (90,3%)	35/39 (89,7%)
M. gypseum		21	23/33 (76,1%)	30/40 (75,0%)
T. mentagrophytes	0		62/63 (98,4%)	80/80 (100%)
T. mentagrophytes	15		31/31 (100%)	39/39 (100%)
T. mentagrophytes	21		14/31 (45,2%)	35/39 (89 7%)

außer acht lassen, können wir den Schluß ziehen, daß die Nägel der Vorderpfoten eine höhere Griseofulvinkonzentration enthalten als die Nägel der Hinterpfoten.

Die Nachkommenschaft von Mäusen, die verschieden lange Zeit vor und nach dem Werfen mit Griseofulvin gefüttert worden waren, wurde

Tabelle 4. *Nagelbefall bei den Nachkommen von Muttertieren, die mit Griseofulvin gefüttert wurden*

Zahl der Muttertiere	Fütterungstage	Zahl der Nachkommen	Alter der Mäuse bei der Nagel-entfernung (in Tagen)	Zahl der befallenen Nägel
1	25	3	5	49/51 (96,1%)
1	42	5	21	88/88 (100%)
1	43	8	21	121/131 (92%)
1	49	4	21	64/65 (98%)
1	46	7	20	112/116 (96%)

mit der gleichen in vitro-Methode untersucht. Ein Blick auf Tab. 4 zeigt, daß keine nachweisbare Griseofulvinwirkung in den Nägeln der Nachkommenschaft gefunden werden konnte.

Die mikroskopische Untersuchung von gefärbten Objektträgern, die nach 10 tägigem Dermatophytenwachstum angefertigt worden waren, ergab keinerlei Anzeichen für eine „Wellung" ("curling") der Mycelien.

Diskussion der Ergebnisse

Die Ergebnisse dieser experimentellen Arbeit weisen darauf hin, daß — wenn Mäuse über eine Zeitspanne von wenigstens 3 Wochen täglich oral 1,25 mg Griseofulvin erhielten — einige ihrer Nägel gegenüber dem Befall durch M. gypseum oder T. mentagrophytes geschützt sind. Der niedrigste Prozentsatz der befallenen Nägel betrug 47,1% oder — anders ausgedrückt — der höchste Prozentsatz der gegenüber einem Befall resistenten Nägel war 52,9%. Der Prozentsatz an resistenten Nägeln vergrößerte sich nicht immer, wenn die Zeit der Verabreichung größer wurde. Interessant wäre natürlich, Mäuse für längere Zeitspannen zu füttern, die mit der Dauer *der Griseofulvin*behandlung beim Menschen verglichen werden könnten.

Wenn eine Substanz mit vasodilatierenden Eigenschaften, wie Azepine, zur gleichen Zeit wie Griseofulvin gegeben wurde, waren die Ergebnisse nicht besser. Im Gegenteil, die Zahl der gegen *M. gypseum*-Befall in vitro geschützten Nägel von Tieren, die 21 Tage mit beiden Arzneimitteln gefüttert worden waren, war tatsächlich niedriger als die der Nägel von Tieren, die nur mit Griseofulvin gefüttert worden waren. Der Grund für diesen Unterschied könnte in der diuretischen Wirkung des Azepins liegen, doch konnte diese Wirkung bei Mäusen bisher noch nicht nachgewiesen oder eine vermehrte Ausscheidung von Griseofulvin erwartet werden. Andererseits waren die Nägel von Tieren, die 15 Tage mit den beiden Arzneien gefüttert worden waren, nur zu 90% befallen.

Griseofulvin scheint nicht die Placenta-Schranke zu durchbrechen oder via Milchdrüsen übertragen zu werden. Die 27 Mäuse, die von 5 Muttertieren stammten, denen 25—49 Tage Griseofulvin verfüttert worden war, waren zu durchschnittlich 96% durch *M. gypseum* befallen.

Die gegenüber Dermatophyten in vitro geschützten Nägel sind häufiger die Nägel der Vorderpfoten gegenüber jenen der Hinterpfoten. Es würde schwierig sein, den höheren Schutz der Vorderpfotennägel damit zu erklären, daß die Mäuse ihre Pfoten lecken können.

Mäuse, die 15 Tage mit Griseofulvin gefüttert worden waren, hatten keine dermatophytenresistenten Nägel.

Zusammenfassung

Nägel von Mäusen, denen Griseofulvin verfüttert worden war, wurden dem Befall durch 2 Dermatophyten, Mikrosporum gypseum und Trichophyton mentagrophytes, ausgesetzt. Die Nägel der Mäuse, die 15 Tage lang täglich 1,25 mg Griseofulvin im Futter erhalten hatten, waren genauso empfindlich gegenüber dem Dermatophytenbefall wie die von Mäusen, die kein Griseofulvin bekommen hatten. Wurde Griseofulvin 21 Tage lang gegeben, dann waren nur 47,1% der Nägel von

M. gypseum befallen, statt etwa 100% bei den Kontrollen; mit andern Worten: 52,9% der Nägel waren geschützt; die Wirkung eines vasodilatierenden Mittels schien die Griseofulvinaufnahme durch die Nägel nicht zu verbessern.

Nicht jeder Nagel bei ein und demselben Tier, das genügend lange Griseofulvin erhalten hat, ist in gleicher Weise gegenüber dem Dermatophytenbefall geschützt.

Die in dieser Arbeit erzielten Ergebnisse können vielleicht dazu beitragen, die ungleichmäßige Wirkung des Griseofulvins bei der Behandlung von Nagelmykosen des Menschen durch Dermatophyten zu erklären.

Literatur

Langeron, M., et R. Vanbreuseghem: Précis de Mycologie, 2 Aufl., Paris: Masson et Cie. 1952.

Michaelides, P., S. A. Rosenthal, M. B. Sulzberger and V. H. Witten: Trichophyton tonsurans infection resistant to griseofulvin (im Druck).

Vanbreuseghem, R.: Contribution expérimentale à l'étude des applications cliniques de la griséofulvine. Bull. Acad. roy. Méd. Belg. **25**, 617—624 (1960). — Nails and griseofulvin. Presented at the symposium on griseofulvin. London: Mai 1960.

Williams, D. T.: Griseofulvin and Trichophyton rubrum infections. A. M. A. Arch. Derm. **81**, 769—771 (1960).

Prof. Dr. R. Vanbreuseghem,
Institut de Médecine Tropicale, Antwerpen
Prof. Dr. S. Rosenthal, Dpt. of Dermatology,
New York University, Postgraduate Medical
School, New York (USA)

Griseofulvin bei der Behandlung chronischer Infektionen durch Trichophyton rubrum *

Von

A. J. E. Barlow, Huddersfield/Halifax

Die Einführung des Griseofulvins — darin sind sich wohl alle einig — hat die Behandlung der Pilzinfektionen der Haut und ihrer Anhangsgebilde revolutioniert; dies gilt insbesondere für die bisher therapieresistenten Infektionen des Kopfhaares und ebenso für die chronischen Infektionen der Nägel durch Trichophyton rubrum. Der Szenenwechsel, der in den letzten 3 Jahren stattgefunden hat, ist wirklich erstaunlich.

---

* Übersetzt von Dr. H. Rieth, Hamburg.

Die Behandlung der Nagelinfektionen durch Trichophyton rubrum lenkt jedoch die Aufmerksamkeit nachdrücklich auf zwei Nachteile des Arzneimittels:

1. *Die Kosten.* Griseofulvin ist teuer; da die Behandlungsdauer eher nach Wochen und Monaten, statt nach Tagen bemessen werden muß, steigen die Behandlungskosten sehr beträchtlich.

2. *Die Frage der Toxicität.* In der Begeisterung über die therapeutische Wirkung wird leicht vergessen, daß Griseofulvin eine cytotoxische Wirkung hat. Auf Grund der inzwischen sehr ausgedehnten Anwendung darf wohl gesagt werden, daß die unmittelbare toxische Wirkung, wie z. B. die Wirkung auf das Knochenmark, vorübergehender Art ist und daß der Körper sich rasch selbst hilft.

Wie steht es aber mit Spätschäden, gibt es dafür schon irgendwelche Anhaltspunkte? Beruhigend ist die Tatsache, daß ganze Rattengenerationen, die unter Griseofulvin erzüchtet wurden, gesund und wohlauf blieben; weniger beruhigend ist dagegen der Bericht von Barich u. Mitarb. (Nature (Lond.) July 1960) über die Wirkung bei Mäusen, die zugleich mit Methylcholanthren gepinselt wurden: Normalerweise entwickeln sich infolge der Methylcholanthrenpinselung die Hauttumoren innerhalb von etwa 12 Wochen. Barich vermutete nun, daß die cytotoxische Wirkung des Griseofulvins die Entwicklung dieser Tumoren verzögern würde, wenn es gleichzeitig gegeben wird. Zu seiner großen Überraschung entwickelten sich aber die Tumoren bei den mit Griseofulvin gefütterten Mäusen viel rascher und in größerer Zahl, verglichen mit den Kontrollen, und zwar in 4 Wochen statt in deren 12. Zwar muß hinzugefügt werden, daß die Dosis sehr hoch war — 1% der aufgenommenen Nahrungsmenge —, immerhin mahnen uns diese Befunde, daß Griseofulvin unter Umständen toxisch wirken kann.

Wahrscheinlich haben diese Beobachtungen für den Menschen keine Bedeutung; jedoch wird man Zeit vergehen lassen müssen, bis beurteilt werden kann, ob Griseofulvin Spätschäden verursachen könnte.

Bis dahin sollte — im Interesse der Patienten — die Griseofulvindosis so niedrig wie möglich und die Behandlungsdauer so kurz wie möglich gehalten werden.

Im Hinblick auf die Anwendungsweise sind die Erfahrungen von Cowan (Brit. J. Derm., May 1960) recht interessant: Er teilte Patienten mit chronischen Trichophyton rubrum-Infektionen in 2 Gruppen; der ersten Gruppe gab er täglich 2 g Griseofulvin, der andern Gruppe jedoch nur je 2 g an 2 aufeinanderfolgenden Tagen pro Woche, z. B. sonnabends und sonntags. Bei der Auswertung der Ergebnisse nach mehreren Behandlungsmonaten war zwischen beiden Gruppen kein Unterschied im Ansprechen auf die Behandlung feststellbar. Es wird von großem Interesse sein, ob diese Beobachtungen bestätigt werden können.

Die eigenen Erfahrungen beschränken sich hauptsächlich auf chronische Infektionen durch Trichophyton rubrum; eine Infektion der Kopfhaare ist seit mehreren Jahren nicht vorgekommen.

Die Ergebnisse des Jahres 1959 wurden zusammen mit La Touche, Hargreaves und Chattaway mitgeteilt. Wenn auch die Zahl der seitdem behandelten Fälle nicht groß genug ist, um signifikante Ergebnisse zusammenzustellen, so ist zu dem einen oder andern Punkt doch etwas zu sagen:

1. *Dosierung.* Die Griseofulvindosis wurde nicht besonders variiert; die meisten Fälle erhielten in den ersten 2 Wochen täglich 2 g, danach nur noch 1 g täglich bis zur Abheilung der Krankheitserscheinungen, was natürlich verschieden lang dauerte.

2. *Infektion der unbehaarten Haut.* Bei der Behandlung von Infektionen der lanugobehaarten Haut, bzw. *Hand-* und *Fußmykosen* erwiesen sich *Schälmaßnahmen* als sehr nützlich. Meist wurde 5—10%iger Salicylsäurespiritus verwendet. Die Anwendung ist sauber und unterstützt das unbehinderte Abschuppen ohne Unbequemlichkeit. Die Infektion scheint dadurch auch schneller abzuheilen; Infektionen der lanugobehaarten Haut brauchten 10—14 Tage, solche der Handteller und Fußsohlen 3—4 Wochen.

3. *Fingernagel-Infektion.* Die meisten infizierten Nägel werden in etwa 4—5 Monaten erscheinungsfrei, aber gelegentlich brauchen sie auch länger. Bei einem Patienten war es nötig, die Griseofulvinbehandlung 12 Monate lang fortzusetzen, bis der Nagel klinisch und mikroskopisch normal war; bei einem andern Patienten hatte sich nach 7monatiger Behandlung an einem Nagel nur wenig, an einem andern Nagel gar nichts verändert, die übrigen Fingernägel waren dagegen normal nachgewachsen und die Fußnägel zeigten Besserung. Ist dies nun allein durch die verschiedene Wachstumsgeschwindigkeit bedingt?

4. *Zehennagel-Infektion.* Meine eigenen Ergebnisse sind enttäuschend. Gelegentlich sind Fußnägel normal nachgewachsen, aber bei keinem Patienten wurden sämtliche Nägel nach einer Behandlungsdauer von 12 Monaten erscheinungsfrei, weder klinisch noch mikroskopisch. Wie wir schon 1959 vorschlugen, bin ich auch weiterhin der Ansicht, man sollte infizierte Zehennägel zu Beginn der Griseofulvinbehandlung chirurgisch entfernen. Die beiden so behandelten Fälle von 1959 hatten sämtliche 10 Zehennägel und 5 Fingernägel befallen, dazu eine ausgedehnte Hautinfektion schon seit vielen Jahren; nach Entfernung sämtlicher 15 Nägel zu Beginn der Griseofulvinbehandlung sind alle Zehen- und Fingernägel bis heute normal geblieben. Dies steht im Gegensatz zu 8 ähnlichen Fällen, die lange Zeit hindurch nur mit Griseofulvin behandelt wurden: alle 8 haben noch immer infizierte Fußnägel.

Die Nagelextraktion ist eine chirurgische Maßnahme und nicht besonders schmerzhaft; wenn sie vorgenommen wird, kann die Griseofulvinkur auf 3 Monate herabgesetzt werden. Dies ist jetzt mein übliches Verfahren.

Auch HARGREAVES (Brit. J. Derm., Okt. 1960), der über eine Gruppe von 33 Patienten berichtete, die wegen Nagelinfektion mit Griseofulvin behandelt wurden, kommt zu dem Schluß, daß die Nagelextraktion eine raschere und wahrscheinlichere Heilung der Zehennagel-Infektion verspricht.

Abschließend möchte ich noch 2 Probleme zur Diskussion stellen:

1. Warum scheint der Pilz in vielen Fällen in den Zehenspalten gegen die Griseofulvinwirkung gefeit zu sein, während er zur gleichen Zeit wenige cm daneben darauf anspricht?

Warum übersteht die Infektion in den äußeren Zehenspalten so häufig selbst lang ausgedehnte Behandlungen?

2. Auf 2 Fälle möchte ich noch besonders hinweisen: beides lokalisierte Infektionen der lanugobehaarten Haut, und zwar am Unterschenkel; sie wurden gleichzeitig behandelt. Die eine Infektion heilte nach 3 Wochen, die andere bestand noch nach 3monatiger Behandlung. Ein Jahr später wurde nochmals Griseofulvin gegeben, wiederum 3 Monate lang, diesmal aber in Kombination mit lokaler Anwendung von Salicylsäure und Benzoesäure; wenn auch die Erscheinungen weniger auffällig wurden, so ist der Pilz in den Follikelöffnungen noch immer nachzuweisen. Leider sind wir nicht in der Lage, Blutspiegelbestimmungen durchzuführen, und können deshalb nicht sagen, ob dies einfach dadurch zu erklären ist, daß kein genügend hoher Blutspiegel erreicht wird.

Wahrscheinlich werden manche unter Ihnen ähnliche Fälle gehabt haben und es wird von großem Interesse sein, zu hören, ob signifikante Blutspiegelunterschiede zwischen den Patienten gefunden wurden, die auf die Griseofulvinbehandlung ansprachen, und solchen, bei denen die Infektion bestehen blieb. Liegen darüber hinaus bei Ihnen irgendwelche Beweise vor, daß der Pilz griseofulvinresistent geworden ist?

Eine Frage zum Schluß: Welches ist wohl das beste Behandlungsverfahren bei einem Patienten von 30—50 Jahren mit chronischer Infektion aller Zehennägel und der Hälfte der Fingernägel durch Trichophyton rubrum? Oder noch besser: Wenn Sie selbst der Patient wären, wie möchten Sie wohl behandelt werden?

Dr. A. J. E. BARLOW,
Departm. of Dermatology, Royal Infirmary,
Huddersfield/Halifax (England)

Aus der Dermatologischen Klinik und Poliklinik der Universität München
(Direktor: Prof. Dr. A. Marchionini)
und der Hautklinik der Städtischen Krankenanstalten Essen
(Chefarzt: Prof. Dr. H. Götz)

Zur Therapie der Tinea unguium mit Griseofulvin

Von

M. Reichenberger, München und **H. Götz**, Essen

Im Jahre 1959 sammelten wir die ersten Erfahrungen bei der Behandlung der Nagelmykose mit dem neu in die Therapie eingeführten oralen Antibioticum Griseofulvin. Schon bald vermochten wir den vielerorts aufkommenden Optimismus hinsichtlich der zu erwartenden Erfolge bei der Tablettenbehandlung der Tinea unguium nicht zu teilen, wie unserem ersten Erfahrungsbericht im Hautarzt zu entnehmen ist. Im Gegensatz zu den unbefriedigenden Resultaten der reinen Tablettenkur wiesen wir aber auf die ausgezeichneten Anfangsergebnisse hin, die erhalten wurden, wenn wir eine Extraktion der Nägel mit gleichzeitiger oraler Tablettenmedikation kombinierten. Von den damals zitierten, solcherart behandelten 13 Patienten zeitigten in einer Nachbeobachtungszeit von 6 Wochen bis zu 7 Monaten nur 2 Patienten noch einen positiven Pilzbefund im Nagelbett. Nachdem inzwischen über ein Jahr vergangen ist, interessiert uns das weitere Schicksal dieser wie auch zusätzlicher Patienten, die teils ohne, teils mit Extraktion in Kombination mit Griseofulvin behandelt worden sind. Der Wechsel der beruflichen Stellung des einen von uns (Götz) ermöglichte es, den Münchener Zahlen noch eine Reihe von Kranken hinzuzuzählen, die bereits in Essen viele Monate lang nur Griseofulvin (Likuden oder Fulcin) erhalten hatten.

Insgesamt überblicken wir jetzt 206 Patienten, die in München oder Essen wegen ihrer Tinea unguium die Hautklinik aufgesucht hatten und bei denen Griseofulvin appliziert worden war. In dieser Auswertung fanden nur solche Fälle Berücksichtigung, bei denen ein pathogener Fadenpilz entweder mikroskopisch oder kulturell tatsächlich nachgewiesen werden konnte. In der Majorität der Fälle handelte es sich bei den gezüchteten Pilzen um ein Trichophyton rubrum, seltener um ein Trichophyton mentagrophytes. Teils wurden die Kranken nur mit Griseofulvin (im allgemeinen jenseits des 55. Lebensjahres), teils durch Extraktion der Nägel in Kombination mit Griseofulvin behandelt. In jedem Fall bestand die Griseofulvinmedikation in täglichen Gaben von 1000 mg, im sechsstündlichen Intervall zu je 250 mg verabreicht. Sämtliche Patienten mußten täglich die Nagelbetten mit einer antimykotischen Substanz behandeln (Merfen, Chlorisept, Sterosan), da bekanntlich

Griseofulvin die Pilzelemente nicht abtötet und auf diese Weise die Propagierung der Sporen zumindest abgebremst werden konnte. Eine Aufschlüsselung in Finger- und Fußnägel haben wir nicht vorgenommen, da wir einen wesentlichen Unterschied im Heilungsverlauf, abgesehen von einer etwas schnelleren Wachstumstendenz der Fingernägel, nicht beobachtet haben.

Die angeführten 206 nagelpilzkranken Patienten setzen sich aus zwei Gruppen zusammen:

a) 60 Patienten, die nur Griseofulvin erhalten hatten.

b) 146 Patienten, die Griseofulvin im Anschluß an eine Nagelextraktion und Nagelbettsäuberung bekommen hatten.

Von den 60 konservativ behandelten Kranken werteten wir aber nur 47 statistisch aus, weil die restlichen 13 Patienten unter einer Griseofulvintherapiedauer von 3 Monaten lagen. Die Tab. 1 gibt die Behandlungsresultate von 47 Patienten wieder, die regelmäßig Griseofulvin zwischen 3 Monaten und 14 Monaten eingenommen hatten.

Tabelle 1. *Die mikroskopischen Pilzbefunde in den Nägeln von 47 Patienten, die täglich 1 g Griseofulvin erhalten hatten*

Griseofulvingesamtdosis 1 g = 1 Tag Therapiedauer	Zahl der Patienten	Mikroskopisch positiv	negativ
nach 90 g = 90 Tagen	5	4	1
nach 120 g = 120 Tagen	7	5	2
nach 150 g = 150 Tagen	13	8	5
nach 225 g = 225 Tagen	6	4	2
nach 270 g = 270 Tagen	10	7	3
nach 300 g = 300 Tagen	4	3	1
nach 380 g = 380 Tagen	1	0	1
nach 420 g = 420 Tagen	1	1	0
Insgesamt	47 Patienten	32 Patienten	15 Patienten geheilt

Aus der Tab. 1 wird ersichtlich, daß mit steigender Behandlungsdauer zwar die Aussichten auf Abheilung wachsen, daß aber andererseits in einem Teil der Fälle trotz vielmonatiger Therapie eine endgültige Heilung aller Nägel nicht erzielt werden konnte. Auch wenn zu erwarten ist, daß einige der 32 noch pilzpositiven Patienten der Tab. 1, die Griseofulvin erst 3—4 Monate lang erhalten haben, mit zunehmender Dauer der Behandlung ebenfalls pilznegativ werden, so bleibt die Versagerquote bei der oralen antibiotischen Therapie ohne zusätzliche Maßnahmen noch immer auffallend hoch. Klinisch läßt sich die Wirksamkeit des Griseofulvins, das ja das neugebildete Keratin imprägniert und so dem Vordringen der Pilze Einhalt gebietet, in der Nagelplatte durch eine eindrucksvolle Hemmzone erkennen. Diese ist durch gesund nachwachsendes Keratin charakterisiert und hebt sich scharf gegen den distalen, mykotisch noch veränderten Nagelanteil ab. Bei den Patienten der Tab. 1 wäre hinzuzufügen, daß es sich fast nur um Privatpatienten handelte, die das Präparat selbst bezahlen mußten und schon deshalb an der gewissenhaften Einnahme der Tabletten sehr interessiert waren. Die Dauer des Leidens zeigte keinen Einfluß auf den Heilungsverlauf.

Der unbefriedigende Verlauf der reinen Griseofulvinmedikation bei der Tinea unguium ließ uns die Extraktion der Nägel in Kombination mit dem Antibioticum als die Methode der Wahl erscheinen. Da wir in München bis zur Einführung des Griseofulvins viele Jahre lang erfolgreich mit Keratolyticum-Sagitta die Onychomykosen behandelt haben (~25% Rezidive), führten wir die Extraktion der Nägel in der ersten Gruppe (73 Patienten) der Patienten nach vorausgehender mehrtägiger Keratolyticum-Einwirkung, in der zweiten Gruppe (73 Patienten) sofort ohne vorhergehende Erweichung durch. Wie wir aus der Tab. 2 ersehen, ergibt sich hinsichtlich der Heilungsresultate kein Unterschied. Sämtliche Patienten gesundeten. Die Extraktion der Nägel durch die vorausgehende keratolytische Einwirkung verlief allerdings für das Nagelbett schonender, das subunguale Polstergewebe demarkierte sich auffallend und konnte leicht mit dem scharfen Löffel entfernt werden.

Tabelle 2. *Der Zeitpunkt der negativen mikroskopischen Pilzbefunde in den Nagelbetten bei 146 Patienten, die nach Extraktion der Nagelplatten täglich 1 g Griseofulvin erhalten hatten*

Negative Pilzbefunde nach folgenden Griseofulvingesamtdosen: 1 g = 1 Tag Therapiedauer	Art der Nagelextraktion		~ %-Satz der Heilung
	mit Keratolyticum Patienten	ohne Keratolyticum Patienten	
nach 30 g = 30 Tagen	24	21	33
nach 60 g = 60 Tagen	33	37	48
nach 80 g = 80 Tagen	7	6	8
nach 100 g = 100 Tagen	6	5	6
nach 125 g = 125 Tagen	2	1	2
nach 150 g = 150 Tagen	1	3	3
Insgesamt geheilt	73	73	100

Nach der Tab. 2 erwies sich die Kombinationstherapie als voller Erfolg. Innerhalb von 2 Monaten heilten rund 80% der Tinea unguium-Fälle. Überwiegend handelte es sich bei den restlichen 20% der Patienten um solche, die eine squamös-tylotische Form der Tinea an den Handflächen und Fußsohlen aufwiesen. Dehnten wir die Behandlung mit Griseofulvin auf ein viertel Jahr aus, dann stieg die Erfolgschance auf 95% aller Fälle. In der gleichen Zeit heilten die Patienten nach oralem Griseofulvin ohne Extraktion aber nur in rund 10% der Fälle ab (Tab. 1). Fast stets handelte es sich hierbei um Patienten, die noch klinische Symptome einer Tinea in den Handflächen oder Fußsohlen aufwiesen.

Unterzogen wir die in den ersten Wochen nach der Extraktion bereits pilznegative Nagelbetten aufweisenden Patienten einer erweiterten Pilzsuche an benachbarten Hautstellen, dann zeigte sich, daß von 50 solcher Patienten immerhin noch **23**, d. h. fast die Hälfte in der Nagelbettumgebung (Zehenzwischenfalten, Fingerzwischenfalten, Handflächen, Fußsohlen) Pilze im Stratum corneum enthielten (Tab. 3).

Tabelle 3. *23 Patienten mit negativem Pilzbefund im Nagelbett und positivem Pilzbefund in der Nagelumgebung*

Mikroskopisch pilznegative Nagelbetten nach Griseofulvin	Noch mikroskopisch pilzpositiver Hautbefund in der Nagelumgebung nach weiterer Griseofulvingabe (1 g = 1 Tag)					
	nach 70—80 g Pat.	nach 90—100 g Pat.	nach 125 g Pat.	nach 150 g Pat.	nach 200 g Pat.	insgesamt pos. Pat.
nach 30 g = 30 Tagen . .	7	3			1	11
nach 60 g = 60 Tagen . .	5	2	2	2		11
nach 80 g = 80 Tagen . .			1			1

Die Tab. 3 läßt erkennen, daß ein Teil der nagelpilzkranken Patienten auch bei pilznegativem Nagelbettbefund längere Zeit noch Griseofulvin erhalten muß, um den Pilz aus der das Nagelbett umgebenden Hornschicht der Füße oder Hände zu eliminieren. Geschieht dies nicht, ist sehr wahrscheinlich mit einer Reinfektion des Nagels zu rechnen. Nicht ganz ohne Einfluß bei einer Mykose ist ja die immunbiologische Abwehrlage des Organismus. Aus neueren amerikanischen Untersuchungen geht nun der Einfluß humoraler antimykotischer Faktoren eindeutig hervor. Wer also einmal eine Mykose gehabt hat, dessen Abwehrlage ist in irgendeiner Form geschädigt, weshalb er für eine Reinfektion gefährdeter erscheint. Aus diesem Grunde müssen alle Pilzinfektionsquellen des Integumentes beseitigt werden. Die Suche nach diesen Quellen ist daher im Falle einer zunächst erfolgreich behandelten Tinea unguium besonders wichtig. Die befriedigende Therapie dieses Leidens ist also nur möglich, wenn der Arzt gewissenhaft in regelmäßigen Abständen das Nagelbett und auch die übrige Haut nach Dermatophyten mikroskopisch kontrolliert. Von diesem Ergebnis hängt es letztlich ab, wie lange die Griseofulvinmedikation nach erfolgter Extraktion ausgedehnt werden muß. Wenn wir uns in praxi an die Richtzahl von zwei Monaten halten, so bleiben doch noch etwa 20% der Fälle mit positivem Pilzbefund im Nagelbett übrig. Wie wir gesehen haben, wurden aber auch diese Fälle durch weitere Antibioticumgaben geheilt, ein Erfolg, der alle bisherigen Ergebnisse der Onychomykosetherapie übertrifft.

Frl. Dr. M. Reichenberger, Dermatol. Klinik und Poliklinik der Univ. München
Prof. Dr. H. Götz, Hautklinik der Städt. Krankenanstalten, Essen

Aus der Hautklinik der Westfälischen Wilhelms-Universität Münster
(Direktor: Prof. Dr. med. P. Jordan)

Griseofulvin bei Nagelmykosen

Von

H. Frydrychowicz, Münster

Über das Thema „Griseofulvin und Onychomykosen" ist in der Literatur häufig berichtet worden (Riehl u. Mitarb., Grimmer, Götz, Hargreaves). Das beweist die große Bedeutung des Griseofulvin gerade für diese Form der Pilzerkrankung.

Zunächst einige statistische Angaben aus unserem Krankengut (Tab. 1).

In den letzten 6 Jahren ist der Prozentsatz an Onychomykosen im Krankengut der Haut-Poliklinik Münster im wesentlichen unverändert geblieben. Der geringe Anstieg im Jahre 1956 und im Jahre 1960 ist auf ein besonderes Interesse an den Onychomykosen zurückzuführen. Bekanntlich bleiben Pilzerkrankungen, besonders an den Füßen, bei fehlenden Beschwerden oft unbemerkt.

Tabelle 1. *Anzahl der Patienten mit Onychomykosen aus dem Krankengut der Univ.-Hautklinik Münster von 1955—1960*

Jahr	Zahl der Patienten	Onychomykosen	%
1955	5150	87	1,7
1956	5800	143	2,4
1957	6300	96	1,5
1958	6500	118	1,8
1959	6800	111	1,6
1960	6950	152	2,2

Von 152 Patienten (67 männlich, 85 weiblich), die an einer durch Pilznachweis gesicherten Onychomykose litten, wurden 61 mit Griseofulvin behandelt [Likuden (Hoechst) oder Fulcin (Rhein-Chemie)

Tabelle 2. *Befall der Zehen- und Fingernägel und Art des Pilznachweises bei 61 Patienten mit Onychomykosen*

Patienten	Nagel-Befall		Sonstige Mykose	Infektion mit:			Mikroskp. Nachweis
	Zehen	Finger		Trich. rub.	T. ment.	Cand. alb.	
22	20	16	16	7	4	1	10
39	37	28	33	20	8	1	11
ges. 61	57	44	49	27	12	2	21

0,75—1,25 g/die]. Zum großen Teil waren es Patienten, die seit vielen Jahren, oftmals mehr als ein Jahrzehnt, wegen ihrer Onychomykose bereits wiederholt behandelt waren. Bei einigen waren die Nägel mehrfach extrahiert und anschließend intensiv antimykotisch nachbehandelt worden. Eine Ausheilung wurde jedoch nicht erzielt.

Unter den 61 Patienten waren 39 Frauen und 22 Männer (Tab. 2). Ein Befall der Zehennägel fand sich bei 57, ein Befall der Fingernägel bei 44 Patienten, d. h. also, in 72% waren Hand- und Fußnägel befallen. 49 von den 61 litten gleichzeitig an einer Epidermophytie. Als Erreger konnte in 44% Trichophyton rubrum, in 19% Trichophyton mentagrophytes nachgewiesen werden. In 34% konnte der Nachweis von Fadenpilzen nur mikroskopisch geführt werden.

Bei allen 61 Patienten zeigte sich schnell eine auffällige Besserung, wie z. B. Abheilung der begleitenden Epidermophytie und ein beginnendes gesundes Nagelwachstum (Tab. 3). 21 Patienten waren jedoch

Tabelle 3. *Ergebnis der Griseofulvinbehandlung*

Patienten	Durchschnittl. Behandlgs.-dauer mit Griseofulvin	Erfolg	
		geheilt	ungeheilt
♀ 18	7 Monate	16	2
♂ 15	8 Monate	6	9
gesamt 33	7 1/2 Monate	22	11
Extrakt. 7	3 1/2 Monate	6	(1)

noch nicht endgültig zu beurteilen. Zum Teil war die Behandlungs- und Beobachtungszeit noch zu kurz, zum Teil wurde Griseofulvin unregelmäßig eingenommen, bzw. war das Medikament wegen Unverträglichkeitserscheinungen oder aus anderen Gründen zeitweise abgesetzt worden.

Insgesamt waren 15 Männer im Durchschnitt 8 Monate und 18 Frauen 7 Monate mit Griseofulvin, zusätzlich lokal mit einem antimykotischen Puder oder Lack behandelt worden. So hervorragend der Erfolg bei den Frauen ist (16 geheilt, 2 ungeheilt), so unbefriedigend ist er bei Männern.

Von den 15 männlichen Patienten waren nur 6 geheilt, d. h. an Händen und Füßen waren die vollkommen nachgewachsenen Nägel klinisch erscheinungsfrei und bei wiederholten mykologischen Untersuchungen keine Pilze mehr nachweisbar. Unter den nichtgeheilten 9 männlichen Patienten waren jedoch bis auf einen Patienten alle befallenen Fingernägel — mit Ausnahme der Daumennägel — erscheinungsfrei. Bei diesem Patienten konnten die Seitenkanten der Daumennägel sowie beide Großzehennägel nicht zur Abheilung gebracht werden. Nach anfänglich normalem gesunden Nachwachsen sämtlicher Nägel blieb das gesunde Wachstum der Großzehennägel nach 5 Monaten stehen. Die scharf markierte Grenze zwischen dem gesunden Anteil der Nagelplatte und dem noch pilzbefallenen Nagel blieb über mehrere Wochen konstant. Durchblutungsfördernde Maßnahmen hatten nur vorübergehenden geringen Erfolg. Nur in zwei Fällen konnte an einzelnen Fußnägeln durch zusätzliche lokale und medikamentöse durchblutungsfördernde Maßnahmen eine Abheilung erzielt werden.

Fingernägel waren viel leichter und schneller zur Abheilung zu bringen als Zehennägel. Besonders therapieresistent waren bei unserem Krankengut Daumen- und Großzehennägel. Sie gebrauchten wesentlich mehr Zeit zur Abheilung.

Bei 7 Patienten wurden die befallenen Finger- und Fußnägel extrahiert und eine Griseofulvinbehandlung über einen Zeitraum von durchschnittlich $3^1/_2$ Monaten durchgeführt. Hiervon wurden 6 geheilt, bei der 7. Patientin waren die Nägel 8 Wochen nach Absetzen einer viermonatigen Griseofulvin-Therapie erscheinungsfrei, in den Zehenzwischenräumen konnte jedoch noch kulturell Tr. mentagrophytes nachgewiesen werden.

Nach den mitgeteilten Behandlungsergebnissen erscheint es zweckmäßig, insbesondere bei gleichzeitigem Befall der Fußnägel, die Griseofulvinbehandlung der Onychomykosen mit der Nagelextraktion zu kombinieren, da ein relativ großer Prozentsatz (in unserem Krankengut 11% Frauen, 60% Männer) durch alleinige orale Griseofulvintherapie nicht geheilt werden konnte.

Dr. med. H. FRYDRYCHOWICZ
Münster/Westf., Univ.-Hautklinik

Aus der Hautklinik der Freien Universität im Rudolf Virchow-Krankenhaus Berlin
(Direktor: Prof. Dr. H.-W. SPIER)

Histologische Untersuchungen bei Nagelmykosen

(Nachweis vegetativer Pilzelemente und deren Bedeutung für die Griseofulvintherapie)

Von

H. GRIMMER, Berlin

Mit 4 Abbildungen

Bei der antibiotischen Therapie der Nagelmykosen war von Anfang an die Interferenz zwischen Wachstumsgeschwindigkeit der Nägel und der Heilungsdauer der Nagelmykosen auffällig. Der Grund liegt in der anatomischen Lokalisation der Pilzerkrankung, die in der Regel eine subunguale Affektion darstellt, da das pathogene Mycel vom Nagelfalzbereich oder auch von der Epidermis unterhalb des distalen Nagelrandes im Sinne des geringsten Widerstandes in die Keratinsubstanz des *Nagelbettes* einwandert. Somit stellt die Lokalisation einer Pilzerkrankung durch Hyphomyceten im Grunde primär eine subunguale Mykose und keine Onychomykose im eigentlichen anatomischen Sinne dar. Die Beteiligung der Nagelplatte ist daher Ausdruck eines sekundären

Fortschreitens der Pilzexpansion. Es gibt aber ganz gelegentlich auch reine Nagelplattenmykosen, die durch Invasion der Hyphen von der dorsalen Matrix zustandekommen.

Die Reaktion des Epithels des Nagelbettes auf die pathogene Wirkung der Hyphomyceten ist eine evtl. recht erhebliche Akanthose sowie wechselnd starke Hyperkeratose, die sich klinisch in einer Anhebung der Nagelplatte äußert. Dieser anatomisch-pathologische Tatbestand gibt

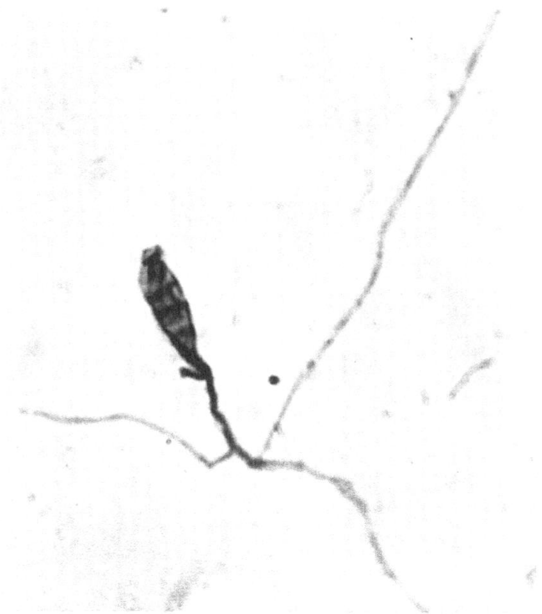

Abb. 1. Auskeimende Spindel

eine sinnvolle Erklärung ab für das hartnäckige, aber nur „pseudo"-resistente Verhalten derjenigen Mykosen, bei denen die subungualen Keratinmassen besonders stark aufgeschichtet sind. Onychographische Messungen lassen leicht erkennen, daß unter Griseofulvintherapie die Nagelplatte an sich eine individuelle normale Wachstumsgeschwindigkeit hat und somit die Abheilung der selektiven, also im anatomischen Sinne gesehenen Nagel(platten)-mykose der Reproduktionszeit der Nagelplatte entspricht. Für die Therapie muß aber die Tatsache herausgestellt werden, daß die Sanierung der subungualen Reaktionszone je nach quantitativer Entwicklung der Hornstrukturen mit der Reproduktionszeit der Nagelplatte nicht standhält, vielmehr der Nagel sich nach Art eines Gletschers über das hyperkeratotische Nagelbett hinwegschiebt. So ist es leicht zu verstehen, daß eine Nagelplatte sich zweimal reprodu-

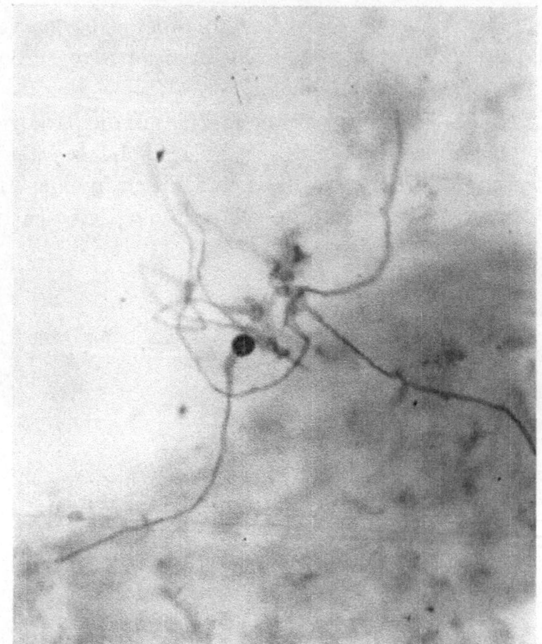

Abb. 2. Auskeimende Mikrokonidien

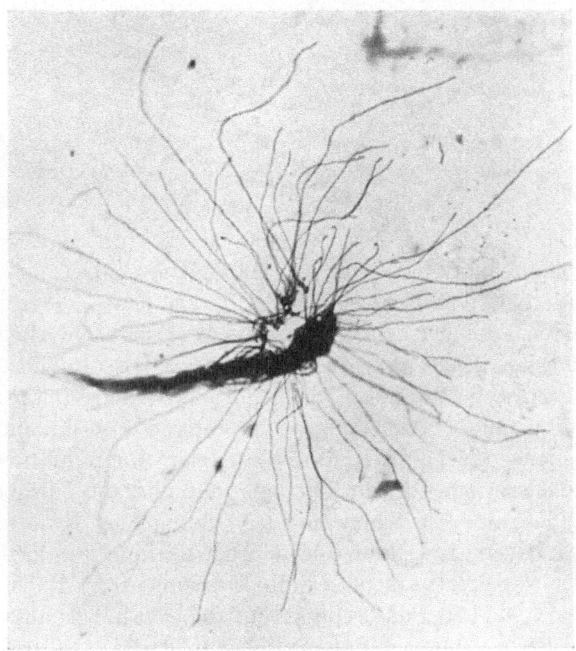

Abb. 3. Saprophytäres Pilzwachstum

ziert hat, bis die subunguale Mykose abgeheilt ist. Dies ist darauf zurückzuführen, daß die Einschleusung des Griseofulvins von den Capillaren des
Nagelbettes aus zu einem starken, gelegentlich bis zur Unwirksamkeit
gesteigerten Konzentrationsgefälle führt. Diese Schlußfolgerung wird
aus dem Ergebnis feingeweblicher Untersuchung gezogen insofern, als es
sich überraschenderweise ergab, daß im subungualen Keratinbereich

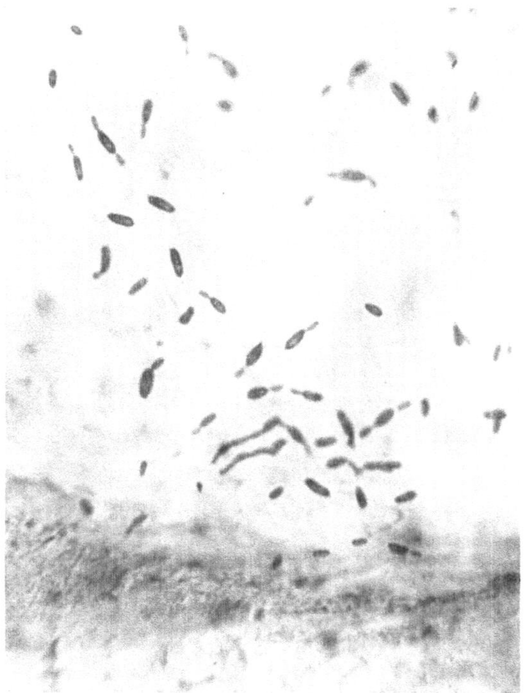

Abb. 4. Sproßpilznest im subungualen Polstergewebe

Pilzelemente nachzuweisen waren, wie sie nur unter den unphysiologi-
schen Bedingungen des künstlichen Nährsubstrats zu beobachten sind,
d. h. auskeimende Mikrokonidien und Spindeln sowie zopfartig oder
radiär gelagerte septierte Hyphen (s. Abb. 1—3). Diese Wuchsformen sind
nur dann anzunehmen, wenn Pilzelemente ein Keratinmaterial verwen-
den, das seinen Zusammenhang mit dem Saftstrom verloren hat; ein
Umstand, der zugleich die Annahme rechtfertigt, daß das mit den genannten vegetativen Pilzstrukturen besetzte Keratin auch nicht mit Griseofulvin imbibiert ist. Derartige, durch excessive subunguale Keratosen
ausgezeichnete Mykosen, wie sie sich hauptsächlich an den Großzehen
finden, bedürfen ungewöhnlich hoher Griseofulvindosen (evtl. mehr als

1000 Tabl.), so daß empfohlen wird, in so gelagerten Fällen die Therapie mit der Nagelextraktion zu beginnen, weil auf diese Weise eine sorgfältige Sanierung des Nagelbettes einschließlich der Beseitigung etwaiger Sproßpilznester (Abb. 4) erfolgen und das histologische Substrat, das für den fast einer Therapieresistenz ähnlichen Zustand verantwortlich ist, beseitigt werden kann. Die anschließende antibiotische orale Behandlung hat den Zweck, die im Nagelfalzbereich trotz peinlichster Sanierung zurückbleibenden Pilzelemente zu eliminieren und einer Reinfektion vorzubeugen. Es liegt auf der Hand, daß nach diesem therapeutischen Verfahren die aus der subungualen Lokalisation der Pilzerkrankung sich herleitenden und die Abheilungszeit retardierenden Faktoren beseitigt sind.

Prof. Dr. H. Grimmer
Hautklinik der FU im Rudolf Virchow-
Krankenhaus Berlin

Aus der Universitäts-Hautklinik Hamburg-Eppendorf
(Direktor: Prof. Dr. Dr. J. Kimmig)

Kritische Auswertung der Griseofulvinbehandlung von Onychomykosen unter besonderer Berücksichtigung des Resistenzproblems

Von

W. Meinhof, Hamburg

Mit 2 Abbildungen

Die Griseofulvinbehandlung der Onychomykosen bleibt trotz ihrer großen Erfolge nicht ohne Fehlschläge. Im Einzelfall sind die Gründe für das Ausbleiben des Therapieerfolges oft nicht ohne weiteres ersichtlich. Es soll hier auf drei Fragen eingegangen werden, die bei der Analyse der Therapieversager auftreten:

1. Störungen des Nagelwachstums
2. Resistenz der Dermatophyten gegenüber dem Antibioticum
3. Bedeutung zusätzlicher Hefeinfektionen der Nägel.

Zu der ersten Frage: Störungen des Nagelwachstums möchten wir den Fall eines Patienten berichten. Der Patient bot das typische klinische Bild einer Nagelmykose der Hände. Als Erreger wurde Trichophyton rubrum nachgewiesen. Wir behandelten mit Griseofulvin in einer Dosierung von 1 g pro Tag. Nach 50 Tagen zeigte sich bereits eine deutliche Besserung am Nagel des rechten Zeigefingers. Nach weiteren 150 Behandlungstagen also insgesamt 200 g Griseofulvin war der Zeigefingernagel der rechten Hand abgeheilt und auch mykologisch pilzfrei. Jedoch waren noch alle Zeichen der Nagelzerstörung am Mittelfinger derselben Hand und am Daumen der anderen Hand vorhanden. Diese beiden therapieresistenten Nägel waren seit etwa drei Monaten überhaupt nicht mehr gewachsen, so daß Griseofulvin an diesen Nägeln nicht zur Wirkung kommen konnte. Die Nägel wurden in diesem Zustand extrahiert. Von den extrahierten Nägeln wurden Längsschnitte angefertigt, die wir nach

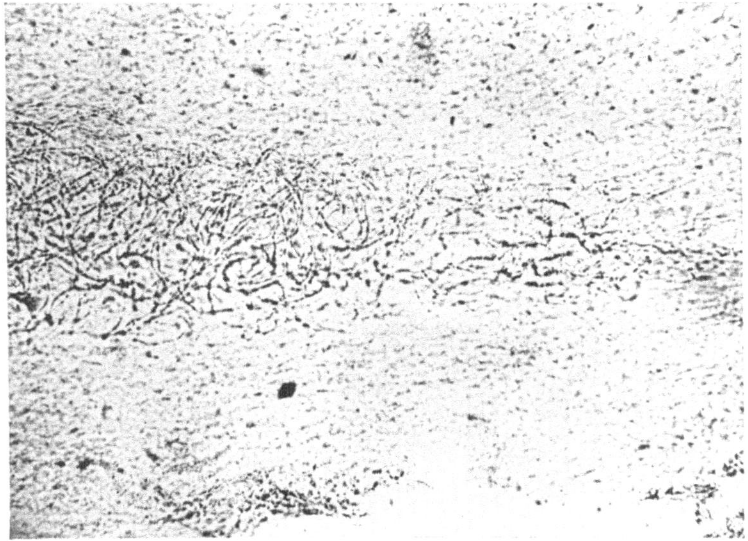

Abb. 1. Keilförmig angeordnetes Mycel in einem therapieresistenten Nagel (Nagelwurzel links, distaler Nagelrand rechts)

der Methode eines Nativpräparates untersuchten. Bei der mikroskopischen Untersuchung zeigte sich, daß der Nagel nicht ganz von Mycel durchsetzt war, sondern daß sich die Hyphen in keilförmiger Anordnung etwas oberhalb der Nagelgrundplatte vorfanden (Abb. 1). Der Keil verjüngt sich in Richtung auf den freien, distalen Nagelrand. Er hat seine breite Basis proximal an der Nagelwurzel. Schon vier Wochen nach der Extraktion waren beide Nägel zu einem Drittel gesund nachgewachsen. Nach acht Wochen wurde eine mykologische Kontrolluntersuchung an den neugebildeten Nägeln vorgenommen: Es konnten keine Pilzelemente nachgewiesen werden. Diese Vorgänge deuten darauf hin, daß der Dermatophyt hier in der Lage war, das Nagelwachstum zu hemmen und so eine Therapieresistenz herbeizuführen, obwohl der Nagel nur in Form von Pilznestern befallen war.

Bei manchen Patienten beobachteten wir, daß im Laufe der Behandlung die Fortschritte der Heilung immer geringer wurden, ja in einigen

Fällen vergrößerte sich die befallene Zone sogar wieder, obwohl die Griseofulvintabletten regelmäßig eingenommen wurden. Der Gedanke lag nahe, hier die zweite der genannten Fragen zu stellen, nämlich ob die Dermatophyten gegen Griseofulvin resistent geworden sein könnten. Bei der Resistenzprüfung bedienten wir uns eines Verdünnungsreihentestes mit Kimmig-Agar. Dabei ließ sich die Beeinträchtigung der Dermatophyten durch Griseofulvin im Vergleich zur Kontrollkultur desselben Stammes untersuchen. Außerdem wurde die Sensibilität von

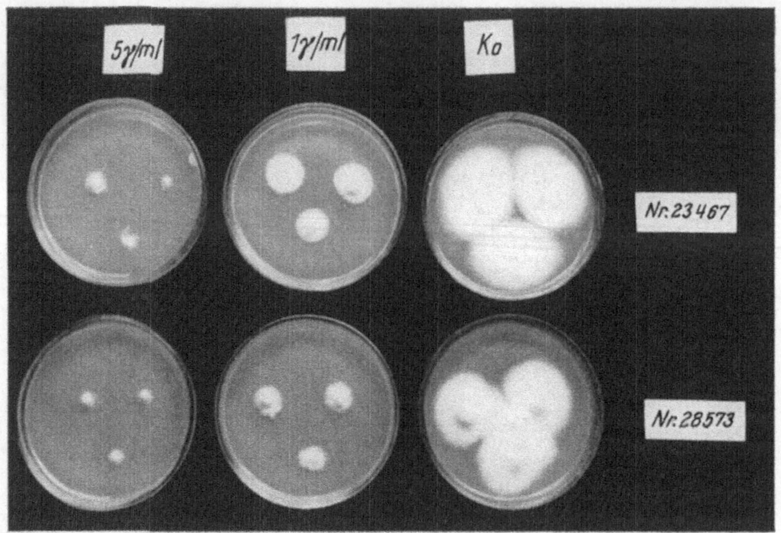

Abb. 2. Resistenz-Test mit griseofulvinhaltigen Nährböden. Stamm Nr. 23467 wurde vor Beginn der Behandlung, Stamm Nr. 28573 nach Einnahme von 300 g Griseofulvin vom selben Patienten isoliert

Stämmen, die vom gleichen Patienten in verschiedenen therapeutischen Stadien isoliert worden waren, verglichen. Abb. 2 zeigt einen solchen Test. Die obere Testreihe ist mit einem Stamm angesetzt, der vor der Griseofulvinbehandlung isoliert wurde. Der Stamm der unteren Reihe wurde vom selben Patienten nach Behandlung mit 300 g Griseofulvin gezüchtet. Wie in diesem Fall, so ließ sich auch sonst in keiner Untersuchung eine Resistenz der Erreger feststellen.

Es fiel auf, daß bei den Patienten, bei denen die Heilung immer mehr und mehr in Verzug geriet, häufig neben den Dermatophyten Hefen isoliert wurden. Manchmal wuchsen die Hefen auch allein in der Kultur, obwohl in vorangegangenen Untersuchungen mehrmals Dermatophyten bei den betreffenden Patienten nachgewiesen worden waren. Besonders häufig fanden wir dabei die physiologisch so eng verwandten Candida parapsilosis und Torulopsis famata.

Der Einfluß der zusätzlichen Hefebesiedlung auf die Dermatophyten-Onychomykose kann einmal darin bestehen, daß die Hefen den Platz einnehmen, den die Dermatophyten — vom Griseofulvin verdrängt — freigegeben haben. Zum anderen haben wir uns die Frage vorgelegt, ob die Hefen in der Lage seien, Griseofulvin als Kohlenstoffquelle auszunutzen und abzubauen. Um eine derartige Fähigkeit der Hefen nachzuweisen, bedienten wir uns folgender Versuchsanordnung: Von vier verschiedenen Hefearten: Candida albicans, Candida parapsilosis, Candida utilis und Torulopsis famata wurden Zellsuspensionen in physiologischer Kochsalzlösung hergestellt. In einer zweiten Serie wurde der Lösung außerdem 1% Glucose zugesetzt. Griseofulvin wurde einmal in einer Aufschwemmung in physiol. Kochsalzlösung und in einer weiteren Versuchsreihe in verdünntem Dimethylformamid gelöst mit der Hefesuspension vermischt. Die erhaltenen Mischungen inkubieren wir bei einer Temperatur von 37° C. Nach drei Tagen sterilisierten wir die Inkubate und setzten sie flüssigem Testagar zu. Der Nährboden wurde in Petrischalen gegossen und nach dem Erkalten mit den drei Dermatophyten Trichophyton rubrum, Mikrosporum gypseum und Epidermophyton floccosum beimpft. Die Endkonzentration des Griseofulvins betrug jetzt 5 γ/ml Nährboden. Soweit Dimethylformamid als Lösungsmittel verwendet wurde, war es in einer Konzentration von 0,2% im Nährboden enthalten. Gleichzeitig wurden Kontrollserien angesetzt. Sie enthielten:

1. Weder Griseofulvin noch Hefesuspension

2. Griseofulvin ohne Hefezusatz

3. Hefezusatz ohne Griseofulvin

4. Hefesuspension, der erst kurz vor dem Autoclavieren Griseofulvin zugesetzt worden war.

Mit den letzten beiden Kontrollreihen sollte geprüft werden, ob der Zusatz von abgetöteten Hefezellen zum Nährboden (mit oder ohne Griseofulvin) zu Veränderungen des Wachstums der Dermatophyten gegenüber Kontrollen ohne Hefezellen im Nährboden führen kann. Diese Prüfung war notwendig, um nicht bei der Beurteilung der Inkubationsversuche durch verfälschte Ergebnisse getäuscht zu werden.

Nach 14 Tagen konnten die mit Mikrosporum gypseum und Epidermophyton floccosum beimpften Kulturen ausgewertet werden. In den Kontrollkulturen ohne Griseofulvin waren gut sporulierende Wuchsformen ausgebildet. In allen anderen Ansätzen war eine ausgeprägte Hemmung durch Griseofulvin sichtbar. Nach vier Wochen wurde derselbe Befund bei den mit Trichophyton rubrum beimpften Kulturen festgestellt. Wenn auch bei der hier gewählten Versuchsanordnung eine griseofulvinzerstörende Wirkung der Hefen nicht nachgewiesen wurde, so muß doch die Wichtigkeit der accidentellen Hefeinfektion der Nägel

betont werden, denn sie ist keineswegs selten. Bei einer statistischen Auswertung unseres Krankengutes aus den Jahren 1951 bis 1960 (Tab. 1)
ergab sich, wenn nur die Fälle mit positivem Nativpräparat berücksichtigt wurden, daß bei 8,6% der Untersuchungen Dermatophyten und
Hefen in der Kultur wuchsen. Außerdem wurden in fast 23% der Fälle
Hefen allein gefunden. Bei positiven Nativpräparaten muß man also

Tabelle 1. *Mykologische Kulturbefunde bei Nagelmykosen*
(Univ.-Hautklinik Hamburg-Eppendorf: April 1951—Oktober 1960)

Untersuchte Fälle	5 201
Positive Nativpräparate	2 352 = 45,2%

Kulturergebnis
bei *positivem* Nativpräparat:

Nur Dermatophyten	816 = 34,7%
Nur Hefen	538 = 22,9%
Dermatophyten und Hefen:	202 = 8,6%
Fakultativ pathogene Schimmelpilze (Scopulariopsis usw.)	288 = 12,2%
Kein Pilzwachstum	508 = 21,6%
	2 352 = 100 %

unbedingt damit rechnen, daß das Mycel auch von Hefen stammen kann,
z. B. von Candida albicans, Candida parapsilosis oder Trichosporon
cutaneum.

Für die Vermeidung von Versagern bei der Griseofulvintherapie ist es
offensichtlich von Bedeutung, daß man eine accidentelle Hefebesiedlung
des Nagels sofort mit einer entsprechenden Zusatzbehandlung bekämpft.

Dr. W. MEINHOF
Mykologisches Laboratorium der Universitäts-
Hautklinik Hamburg-Eppendorf,Martinistr.52

Zur Griseofulvin-Therapie der Dermatomykosen

Von

H. WALTHER, Pforzheim

Seit der ersten Mitteilung durch RIEHL sind in unserem Schrifttum
eine Reihe bekannter klinischer und experimenteller Arbeiten erschienen,
wonach die sich für die Griseofulvin-Therapie eignenden Indikations-
Gebiete allgemeines Wissensgut sein sollten. Wie aus eigenen Beobachtungen ersichtlich, ist dem aber nicht so, denn es wurden in unserem Ein-

zugsgebiet allein wochenlang erfolglos mit Likuden behandelt: Folliculitis barbae, Pityriasis rosea, Pityriasis versicolor, Erythrasma, seborrhoische Ekzeme; letztere Ekzemform exazerbierte in einem Falle unter Likuden zu einer seborrhoischen Erythrodermie! Diese kurzen Hinweise unterstreichen die immer wieder erhobene Forderung nach exakter klinischer, mikroskopischer und möglichst kultureller Diagnostik.

Wenn wir auch über keinen Fall von Mikrosporie oder Favus verfügen, so erstrecken sich unsere therapeutischen Erfolge mit Likuden in der üblichen Dosierung (3—4 mal 1 Tablette täglich, Kinder die Hälfte) auf: Trichophytia superficialis et profunda, auf hyperkeratotische Formen der Epidermophytia pedum et manuum, sowie vor allem auf Onychomykosen. Waren mehrere Nägel befallen, wurden diese unter Griseofulvinschutz stationär entfernt (10—14 Tage vorher Beginn der Griseofulvinzufuhr) und solange Likuden weitergegeben (3 Wochen 4 × 1, 3 Wochen 3 × 1, danach 2 × 1 Tablette täglich) bis die Nägel gesund nachgewachsen sind; zusätzlich wurde das Nagelbett täglich antimykotisch angegangen, und der frischnachwachsende Teil der Nagelplatte wurde seitlich und von vorne unten immer wieder sorgfältig abgefeilt. Waren lediglich die Fingernägel befallen, so sahen wir bei diesem kombinierten Vorgehen keinen direkten Versager. Etwas anderes war es bei gleichzeitigem Befall von Finger- und Zehennägeln.

Letztere erfordern — wie allgemein bekannt — längere Behandlungszeiten, mehr Sorgfalt und rechtzeitige Rezidiv-Prophylaxe (Strümpfe, Schuhwerk!). Diese unterschiedlichen Abheilungen erkläre ich mir mit den sicherlich vorhandenen, abwegigen Kreislaufverhältnissen, hat doch KLÜKEN nachweisen können, daß Durchblutungsstörungen für das Entstehen und Bestehen von Dermatomykosen förderlich sind; in dieselbe Richtung weist BLAICH mit seinen zirkulatorisch bedingten chronischen Paronychien, die vielfach erst nach Verabreichung kreislaufspezifischer Mittel abheilen.

Abschließend noch ein kurzes Wort zu einem weiteren Griseofulvin-Indikationsgebiet, das die follikulären, papulösen und nodösen Dermatomykosen der Unterschenkel betrifft. Gerade diesbezüglich wollte ich meinen früher mitgeteilten Fall von Erythema nodosum mycoticum (Zeitschrift Haut- und Geschlechtskr. *19*, 203 (1955)) abgeheilt unter Likuden vorstellen. Ausgerechnet hier traten aber Nebenerscheinungen in Form von Übelkeit, Erbrechen und Darmstörungen (Durchfälle) auf, so daß nolens volens diese perorale Medikation abgebrochen werden mußte. Ansonsten wurden kaum Nebenerscheinungen, Blutbild-, Leberoder Nierenbeeinflussungen gesehen; lediglich zwei jüngere Frauen meinten, ihr Menstruationscyclus habe sich unter Likuden verschoben.

Wir können nicht oft genug betonen, daß auch Griseofulvin kein Allheilmittel ist; es hat uns aber in der Behandlung hochinfektiöser

Mykosen (Mikrosporie, Favus) sowie bei lokal schwer anzugehenden tiefen und oberflächlichen Trichophytien und bei den durch Fadenpilze hervorgerufenen Onychomykosen einen großen Schritt vorwärts gebracht.

Dr. H. Walther, Pforzheim,
Consiliararzt f. Dermatologie,
Städt. Krankenhaus

Erfahrungen mit Griseofulvin bei der arbeitsmedizinischen Tätigkeit

Von

H. Schwarz, Heessen (Westf.)

Im arbeitsmedizinischen Bereich des Bergbaus und der umgebenden Industrie trifft man zahlreiche Arbeiter mit schweren Dermatomykosen an. Es handelt sich dabei häufig um *rezidivierende mykotische Infektionen*, die trotz Behandlung seit Jahren bestehen. In einigen Fällen erhalten diese Arbeiter deshalb eine Rente.

Bei den Bergleuten und bei den Arbeitern der Schwerindustrie sind es vorwiegend ausgedehnte Hand- und Fußepidermophytien, oberflächliche Trichophytien, Candidamykosen, Pityriasis versicolor und Erythrasma. Dagegen werden Mikrosporie, Favus, Kopf- und Nagelmykosen selten oder nie angetroffen.

Anfang 1959 erhielt ich durch Kollegen und von Firmen aus der Schweiz und England Griseofulvin-Tabletten, um die therapeutisch resistenten Dermatomykosen der Berufstätigen, die sich noch im Arbeitsprozeß befanden, mit Griseofulvin versorgen zu können. Einige Monate später waren auch deutsche Firmen in der Lage, Griseofulvin zur Verfügung zu stellen.

Meine Erfahrungen erstrecken sich hauptsächlich auf die Zeit, als Griseofulvin in Deutschland noch nicht im Handel oder erst gerade eingeführt worden war, d. h. Anfang bis Ende 1959. Die damals von uns versorgten Belegschaftsmitglieder sind, soweit sie sich nicht vom Ort entfernt haben, bis heute weiter beobachtet worden. Nach 1959 erfolgte die Griseofulvinbehandlung meist durch die zuständigen Fach- und Hausärzte.

Wir gaben anfangs täglich 3 Tabletten à 250 mg in den Gesundheitsabteilungen der Betriebe aus. Durch die tägliche Ausgabe waren die zu behandelnden Personen gezwungen, sich laufend vorzustellen. In den meisten Fällen wurde nach 3, in einigen Fällen nach 4 Wochen die erste Kur abgeschlossen. Zwischen der ersten und der folgenden Kur wurde ein mindestens 14tägiges Intervall eingelegt.

In den meisten Fällen wurde *zusätzlich lokal behandelt,* auch wenn die alleinige örtliche Behandlung vorher unwirksam war. Außer Firmenpräparaten verwendeten wir Rivanol-, Chinosol-, Malachitgrün- und Gentianaviolett-Lösungen sowie bei Hyperkeratosen verschieden prozentige Salicylsalben.

Während der Griseofulvin-Kur wurden die Mykosen täglich beobachtet und versorgt. Anfangs fertigten wir meist nur Nativpräparate an, weil kulturelle Untersuchungen viel Aufwand erfordern. Später sahen wir uns gezwungen, häufiger kulturell zu untersuchen, um den Hefebefall zu berücksichtigen. Im Gesundheitsbereich unserer Betriebe sind eigene klinische Laboratorien sowie bakteriologische und mykologische Untersuchungsstellen vorhanden.

Über das Ergebnis unserer — im Vergleich zu Universitätskliniken — natürlich nur in bescheidenem Umfang durchgeführten Behandlungen darf ich folgendes sagen:

Von 26 Arbeitern, die eine *Hand- oder Fußmykose* (meist beides) aufwiesen, waren nach *einer* Griseofulvin-Kur 7 geheilt, also etwa $^1/_4$ der Fälle. Bei 10 Personen konnte man einen Rückgang der klinischen Erscheinungen beobachten. Bei 8 Arbeitern war keine therapeutische Wirkung durch Griseofulvin feststellbar, und in einem Fall verschlechterte sich das klinische Erscheinungsbild. Wichtig scheint uns die Beobachtung, daß Hand- und Fußmykosen, die nicht nach der ersten Kur klinisch als abgeheilt oder stark gebessert anzusehen waren, auch nach weiteren Griseofulvin-Gaben keine wesentliche therapeutische Beeinflussung zeigten.

Auf einen Fall von Hand- und Fußmykose, der jahrelang mit den meisten bekannten antimykotischen Mitteln ohne Erfolg behandelt wurde, möchte ich besonders hinweisen. Der Pilzinfizierte, ein bewährter Arbeiter, hat auf dieses Leiden hin 312 Tage krankgefeiert.

Pf., geb. 1. 7. 1924, Nr. 498, besaß im gesamten Bereich beider Fußsohlen ballonartig aufgetriebene Blasen mit dicker Hornschichtdecke. Bräunlich-gelbliche seröse Flüssigkeit war im Innern der Blase zu erkennen. Interdigitalräume, Fußrücken und Hände zeigten das Bild einer schweren Epidermophytie, teilweise ekzematisiert. Schmerzen bestanden nicht, dafür aber überstarker Juckreiz. Mehrmals am Tage trat Schüttelfrost auf. Die Körpertemperatur zeigte subfebrile Werte. Die Milz überragte gut fingerbreit den Rippenbogen und war stark druckempfindlich. Der Kranke wollte auf keinen Fall die Arbeit einstellen, da er so häufig wegen Dermatomykosen gefeiert hatte. Seine Arbeit war derart, daß er nicht viel zu laufen brauchte. — Die Fußblasen wagten wir nicht zu öffnen, um eine zusätzliche Infektion zu vermeiden. Nach 5 Tagen Griseofulvin-Behandlung wurde die Körpertemperatur normal, die Schüttelfröste traten nicht mehr auf. Nach 14 Tagen überragte die Milz den Rippenbogen nicht mehr und die Druckempfindlichkeit ließ nach. Nach etwa 20 Tagen war die seröse Flüssigkeit in den großen Fußsohlenblasen nicht mehr vorhanden; die Blasedecke konnte abgetragen werden. Während der Pilznachweis aus dem Interdigitalbereich gelang, konnte er aus dem Fußsohlenbereich nicht erbracht werden.

Im Blut war anfangs die Leukocytenzahl erhöht, normalisierte sich aber während der Behandlung. Auch während der nächsten 3 Kuren traten keine pathologischen Erscheinungen im Blut oder Urin auf.

Nach der ersten Griseofulvin-Behandlung war bei dem Beschäftigten eine Arbeitseinstellung durch Hautpilzinfektion in den letzten 2 Jahren nicht mehr erforderlich.

Werktätige mit *Erythrasma* (19 Fälle) und *Pityriasis versicolor* (5 Fälle) erhielten nur dann eine Griseofulvin-Kur, wenn diese Erkrankungen in Begleitung von anderen oben angegebenen mykotischen Infektionen auftraten. Nur bei 3 Erythrasma-Fällen und 1 Pityriasis war ein Rückgang der Erscheinungen erkennbar.

Bei 5 Belegschaftsmitgliedern mit einer hartnäckigen *Folliculitis barbae* ließ sich eine kulturell gesicherte Trichophytie mit einer Zusatzinfektion durch Staphylokokken diagnostizieren. In allen 5 Fällen wurde eine Kur mit Griseofulvin gegen die Pilzinfektion durchgeführt. Zur Bekämpfung der Kokkeninfektion benutzten die Befallenen während der Kur die Rasierseife Sycosicillin, eine Seife, die u. a. Neomycin enthält. Nach der Kur war in 4 der 5 Fälle eine ausgedehnte Candida-Mykose nachweisbar. Ein Arbeiter, der einen eingefallenen Kiefer durch Gebißverlust besaß, zeigte nach der Kur entzündete Mundrhagaden mit Candidabelag. Die Stellen waren sehr schmerzhaft und riefen so starken Juckreiz hervor, daß der Mann einige Tage der Arbeit fernblieb.

Mykotische Ekzeme, vorwiegend im Bereich der Extremitäten lokalisiert, zeigten nach der ersten Griseofulvin-Kur wenig Neigung abzuheilen. Später kombinierten wir die 21-tägige Griseofulvin-Kur mit der lokalen Anwendung von Chinosol und Hydrocortisonpräparaten und hatten davon einen sehr günstigen Eindruck.

Auf Grund dieser Erfahrungen wurden auch häufig vorkommende schlecht heilende Hautdefekte auf Pilzbefall untersucht. Bei dieser Beurteilung wurde auf eine genauere Differenzierung der Dermatophyten und Hefen verzichtet. Wir untersuchten die zahlreich im Bergbau anzutreffenden schlecht heilenden Wundflächen und Wundränder von *Hautdefekten im Schienbeinbereich*, ebenso Fälle von *Ulcus cruris* mit stark callösen oder brüchigen Wundrändern und nicht zugeheilte Wundflächen im Körperstammbereich nach Verbrennungen III. Grades. Alle diese Hautdefekte bestanden schon viele Monate häufig schon seit Jahren. Die Hautumgebung dieser Wundflächen war vermindert durchblutet. Die Anamnese zeigte, daß therapeutisch bei diesen Hautschäden Sulfonamid- und Penicillin-Präparate in großen Mengen verwendet worden waren. In 19 von 42 alten Hautdefekten im Schienbeinbereich ließen sich Fadenpilze und Hefen nachweisen. Bei 17 Ulcus-cruris-Fällen war der Pilznachweis sogar 11 mal möglich. Bei 4 alten Hautdefekten durch Verbrennungen gelang der Pilznachweis nur 1 mal. Meist waren es Hefen.

Obwohl diese Fälle bei strenger Indikationsstellung für eine Griseofulvin-Behandlung zunächst nicht in Betracht kamen, machten wir dann doch einige Versuche, als wir von einer möglichen Durchblutungssteigerung durch Griseofulvin hörten. Vor jeder Kur wurden die Wundflächen (wie bei mykotischem Ekzem) mit Chinosol-Lösung 10 Tage lang und weitere 4—5 Tage während der Kur behandelt. Von 11 alten Hautdefekten im Schienbeinbereich heilten nach der Behandlung mit Chinosol und Griseofulvin 4 Hautdefekte ab. Bei 4 weiteren alten Hautdefekten im gleichen Bereich zeigte 1 Hautdefekt gute Granulation. Bei 14 Ulcus-cruris-Fällen zeigten sogar 10 Wundflächen gute Epithelisierung. Noch vorhandene Wundränder der Ulcus-cruris-Fälle zeigten sich nach der Behandlung weniger morsch bzw. auch weniger callös.

Es ist nun die Frage, ob bei schlecht heilenden Wundflächen, besonders bei örtlich gestörter Hautdurchblutung, eine Griseofulvin-Behandlung Vorteile bringen kann, und zwar auch dann, wenn ein Pilznachweis nicht zu erbringen ist.

Abschließend möchte ich sagen, daß Griseofulvin auch im arbeitsmedizinischen Bereich, wo die Hand- und Fußmykosen vorherrschen, eine Verbesserung der Erfolgsaussichten gegenüber der alleinigen Lokalbehandlung gebracht hat.

Wenn eine Besiedelung mit Hefen nachgewiesen ist oder als möglich in Betracht gezogen werden muß, wird vorgeschlagen, vor einer Griseofulvin-Kur, also vor einer Behandlung der Fadenpilz-Infektionen, die Hefen zuerst zu beseitigen.

Dr. Dr. H. Schwarz, Heessen/Westf.,
Märk. Steinkohlengewerkschaft
u. Zeche Sachsen, Gesundheitsabteilung

Aus der Universitäts-Hautklinik Hamburg-Eppendorf
(Direktor: Prof. Dr. Dr. J. Kimmig)

Erfahrungen mit Griseofulvin in der Poliklinik

Von

H. Koch, Hamburg

Mit 1 Abbildung

Das Griseofulvin hat eine erhebliche Aktivierung der mykologischen Tätigkeit mit sich gebracht, wie aus den beiden folgenden Tabellen zu ersehen ist.

In Tab. 1 sind die Gesamtzahlen der in den letzten vier Jahren von uns im Pilzlabor untersuchten Fälle von Hand- und Fußmykosen nach

Jahren geordnet angegeben. Es geht daraus hervor, daß vor allem im Jahre 1960 gegenüber den Vorjahren die Zahl der Fälle überdurchschnittlich gesteigert war. Diese Tatsache ist nach unserer Meinung sicher „griseofulvinbedingt".

Sieht man sich die Verhältnisse bei den Nagelmykosen an, so kommt der signifikante Unterschied zwischen dem Jahre 1960 und den Vorjahren

Tabelle 1. *Gesamtzahl der mykologischen Untersuchungen bei klin. Verdacht auf Hand- u. Fußmykosen*

Jahr	Gesamtzahl
1957	1216
1958	1315
1959	1408
1960	2057

Tabelle 2. *Gesamtzahl der mykologischen Untersuchungen bei klin. Verdacht auf Nagelmykosen*

Jahr	Gesamtzahl
1957	633
1958	672
1959	616
1960	1569

(Tab. 2) noch deutlicher zum Ausdruck. Das liegt bestimmt daran, daß gerade die Onychomykose eine der therapeutisch problematischsten Pilzerkrankungen ist.

Die poliklinische Behandlung der Mykosen hat sich seit Einführung der Griseofulvintherapie wesentlich geändert. Sobald man klinisch an eine Mykose denkt, taucht gleichzeitig schon die Frage auf, ob man den betreffenden Fall mit Griseofulvin behandeln kann. Bei welchen Mykosen entschließen wir uns nun zu einer Griseofulvintherapie? Diese Frage beantwortet eine Indikationsübersicht auf Tab. 3, die das Resümee unserer Behandlungsergebnisse darstellt.

Tabelle 3. *Griseofulvintherapie*

absolut indiziert bei:
1. Chron. therapieresistenten Epidermophytien
2. Onychomykosen (an den Füßen mit Entfernung des Nagels kombiniert)
3. Follikulärer Trichophytie (an den Unterschenkeln)
4. Mikrosporie (d. M. audouini)
5. Favus
6. Generalisierten Mykosen und Pilzgranulomen (Tr. rubrum)

indiziert bei: (Abkürzung der Behandlungs-Dauer)

Sykosis barbae
u. a. tiefen Trichophytien
Mikrosporie (d. M. canis)

nicht indiziert bei:

Erythrasma (Nocardia minutissima), Pityriasis versicolor,
Trichomycosis palmellina,
Hefepilzerkrankungen (v. a. Cand. alb.)
Aktinomykose, Nocardiose, Sporotrichose, Mukormykose,
Histoplasmose, Geotrichose, Aspergillose, Torulose,
Chromoblastomykose, Blastomykose, Coccidioidomykose,
Keloidblastomykose, Rhinosporidiose u. a.

Auch wir gehen immer mehr dazu über, bei den Nagelmykosen — vor allem an den Füßen — die Griseofulvinbehandlung mit der Entfernung der erkrankten Nägel zu kombinieren und erzielen damit einen schnelleren und sichereren therapeutischen Effekt. Auffallend war das sehr gute Ansprechen der follikulären Trichophytien auf Griseofulvin. Dieses Krankheitsbild sprach bisher 100%ig und z. B. sehr viel besser als Nagelmykosen auf Griseofulvin an.

Oberflächliche Trichophytien, Eczema marginatum, Hand- und Fußmykosen konnten wir mit Griseofulvin ebenfalls erfolgreich behandeln. Bei diesen Mykosen kommt man aber auch mit den früheren Behandlungsmethoden relativ schnell zum Ziel.

Es ist natürlich klar, daß die therapeutische Erfolgsquote höher liegt, wenn die klinische Diagnose mykologisch bestätigt werden kann. Und deshalb wird bei uns generell alles, was klinisch verdächtig ist, ins Pilzlabor geschickt, wo wir im Nativpräparat *und* kulturell untersuchen. Wir haben uns also für die diagnostische Trias entschieden:

1. klinische Zeichen einer Mykose,
2. positives Nativpräparat und
3. kultureller Nachweis von Dermatophyten.

Wenn diese Trias nicht beachtet wird, ist die Griseofulvinbehandlung a priori mit einer schweren Hypothek belastet.

Das Vorhandensein klinischer Zeichen als Voraussetzung für die Griseofulvintherapie besonders zu betonen, besteht leider genügend Anlaß. Wir erleben immer wieder, daß uns Patienten überwiesen werden, die wegen ihrer Hauterkrankung schon über längere Zeit mit Griseofulvin vorbehandelt worden sind. Nicht selten hörten wir mit einem kleinen Vorwurf die Angaben, daß bereits 200 oder mehr Tabletten Griseofulvin, die meistens vom Patienten selbst bezahlt werden mußten, ohne jeden Einfluß auf das Hautleiden eingenommen wurden. Die vielgepriesene Wirkung des „neuen Mittels"" war nicht eingetreten, die Patienten waren enttäuscht. Die folgende tabellarische Übersicht zeigt die von uns beobachteten Krankheitsbilder, die klinisch als Mykosen angesprochen und ohne mykologische Untersuchung mit Griseofulvin erfolglos behandelt worden waren und dann zu uns in die Poliklinik kamen (Tab. 4).

In den meisten Fällen waren es also Krankheitsbilder, die man schon klinisch hätte erkennen, zumindest aber mykologisch untersuchen müssen, bevor man therapeutisch vorging.

Die Beurteilung eines Nativpräparates ist mitunter schwierig. Man kann z. B. dem Irrtum unterliegen, die gefundenen Fäden eo ipso für den Erreger zu halten, obwohl es ja auch saprophytierende Schimmelpilze

sein können. Oder die im Mikroskop gesehenen Hyphen stammen von
Fadenhefen. Das alles schmälert aber nicht den Wert des Nativpräparates.

Das Nativpräparat bedarf heute der Ergänzung durch die Kultur.
Wie schwer es sein kann, Dermatophyten und Hefen zu unterscheiden,
zeigt die Abb. 1. Es ist einfach unmöglich zu entscheiden, um welche

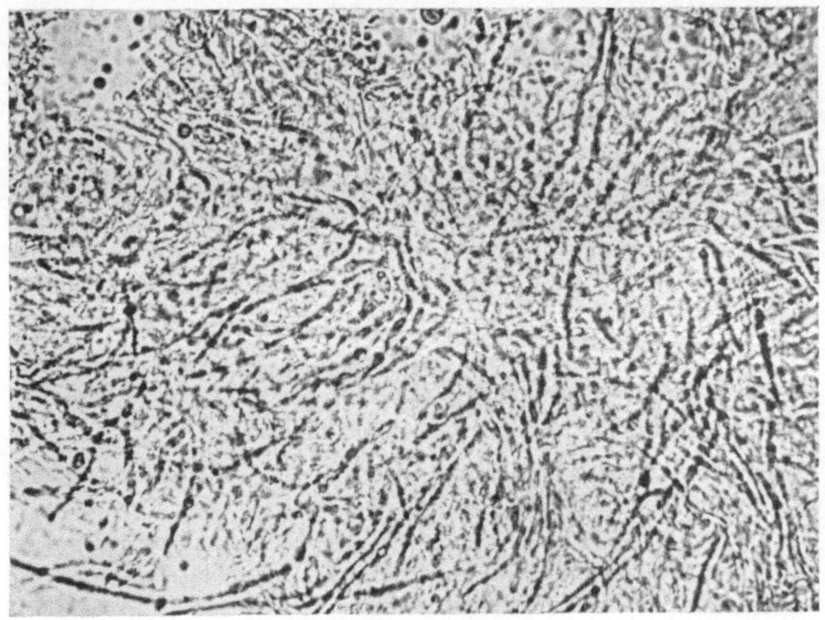

Abb. 1. Positives Nativpräparat aus dem Daumennagel eines an generalisierter Candidamykose
erkrankten Kindes (14 Monate alt)

Tabelle 4. *Krankheitsbilder, die klinisch als Mykosen angesprochen und ohne
mykologische Untersuchung mit Griseofulvin behandelt wurden*

Pityriasis rosea
Pityriasis versicolor[1]
Erythrasma[1]
Psoriasis (v. a. der Nägel)
Nageldystrophie u. a. nicht mykotisch bedingte Nagelerkrankungen
Paronychien und durch Hefepilze bedingte Nagelmykosen[1]
Seborrhoische Ekzeme
Ohrekzeme
Sykosis barbae non parasitaria
Lichen ruber
Akne excorié
Mykosis fungoides
Dyshidrotische Ekzeme (Dyshidrosis)
Bakterielle Ekzeme
Id-Reaktionen
Kontaktekzeme

[1] Mykosen, die nicht durch Dermatophyten verursacht sind.

Pilze es sich hier handelt. Dieses Präparat stammt aus der Nagelplatte eines an generalisierter Candidamykose erkrankten Kindes, das zur Zeit bei uns behandelt wird. Was im übrigen aus der statistischen Erfahrung heraus von einem positiven Nativpräparat zu halten ist, möge die Tab. 5 zeigen.

Tabelle 5. *Hand- und Fußmykosen*

	April — Oktober 1951 — 1960
Untersuchte Fälle 12 267	
Positive Nativpräparate . . . . 3 195 = 26,0%	
Kulturergebnis bei positivem Nativpräparat	
Nur Dermatophyten	1 666 = 52 1%
Nur Hefen	525 = 16,4%
Dermatophyten und Hefen	334 = 10,5%
Fak. path. Schimmelpilze (Scopulariopsis usw.)	316 = 9,9%
Kein Pilzwachstum	354 = 11,1%
	3 195 = 100 %

Bei Hand- und Fußmykosen waren also nur in der Hälfte aller positiven Nativpräparate die allein griseofulvinempfindlichen Dermatophyten nachzuweisen. Bei Nagelmykosen fanden wir sogar nur in etwa einem Drittel der positiven Nativpräparate reine Dermatophyten. Wir begnügen uns deshalb nicht mehr mit einem positiven Nativpräparat, wenn wir Griseofulvin geben wollen, sondern bemühen uns, erst den kulturellen Nachweis von Dermatophyten zu erbringen.

Erfreulich ist die Erfahrung, daß sich einige — wenn auch natürlich zunächst erst wenige — Fachkollegen aus der Praxis hervorragend in diese Diagnostik eingearbeitet haben. Der enge Kontakt zum mykologischen Labor erspart manche Schwierigkeit, erweist sich als sehr fruchtbar für die Mykosebehandlung und sollte deshalb gesucht und gefördert werden. In Hamburg hat sich das gut bewährt.

Bei der Dosierung des Griseofulvins kommt es uns vor allem darauf an, daß die therapeutische Grenzdosis nicht unterschritten wird. Geschieht dies doch, so kommt es zu Behandlungsversagern, wovon wir uns mehrfach überzeugen konnten. Wir haben 1,0 g für Erwachsene und 0,5 g für Kinder als untere Grenze festgesetzt. Eine Dosis von 0,75 g für Erwachsene kann schon — z. B. bei höherem Körpergewicht — zu gering sein. Man sollte die Tagesdosis bei poliklinischer Behandlung lieber höher wählen, zumal damit gerechnet werden muß, daß die Patienten aus mancherlei Gründen doch weniger nehmen, als verordnet wurde. Klinisch läßt sich das natürlich viel besser kontrollieren. Wir verordnen deshalb als Tagesdosis bei poliklinischer Behandlung bis zu 1,5 g für Erwachsene und 0,75 g für Kinder. Die von den Amerikanern angegebene Intervall-

Behandlungsmethode, bei der wöchentlich nur einmal oder zweimal Griseofulvin gegeben wird, haben wir bisher nicht angewendet.

Die Behandlungsdauer richtet sich bei uns zunächst nach dem klinischen Verlauf. Im allgemeinen geben wir Griseofulvin noch einige Wochen über die klinische Abheilung hinaus, um Rezidive, die wir bei zu frühem Absetzen des Medikamentes beobachten konnten, zu vermeiden.

Während der Griseofulvin-Therapie auftretende leichte Nebenwirkungen wurden auch von uns beobachtet. Sie hielten sich im Rahmen des Bekannten und brauchen deshalb an dieser Stelle nicht besonders erwähnt zu werden. Dagegen erscheint uns erwähnenswert, daß mehrere Frauen spontan über verstärkten Haarwuchs berichteten. Von Männern haben wir über dieses Phänomen noch keine entsprechenden Angaben zu hören bekommen.

Abschließend ist zu sagen, daß wir bei der poliklinischen Behandlung von Mykosen mit dem Griseofulvin ein Mittel zur Hand haben, das bei entsprechender Indikation richtig angewendet eine echte Bereicherung der therapeutischen Möglichkeiten darstellt.

Dr. Hans Koch, Univers.-Hautklinik,
Hamburg-Eppendorf

Aus der Hautklinik der Westfälischen Wilhelms-Universität Münster
(Direktor: Prof. Dr. P. Jordan)

Nebenwirkungen der Griseofulvintherapie

Von

F. Fegeler und G. Forck, Münster

Mit 5 Abbildungen

Grundsätzlich lassen sich die Nebenwirkungen bei der Antibioticatherapie in unerwünschte und erwünschte Nebenwirkungen aufteilen. Als *erwünschte* Nebenwirkung ist offenbar beim Penicillin eine Durchblutungsförderung in der Peripherie, wahrscheinlich über das vegetativ-hormonale System (Blaich), beim Aureomycin eine wachstumsstimulierende Wirkung (z. B. in der Schweinezucht) bekannt. *Unerwünschte* Nebenwirkungen der *bakteriostatisch* wirksamen Antibiotica lassen sich grobschematisch in 1. toxische, 2. allergische und 3. biologische Nebenwirkungen unterteilen. Bei den *pilzwirksamen* Antibiotica, speziell auch dem Griseofulvin, fällt eine der wesentlichen Nebenwirkungen der bakteriostatisch wirksamen Antibiotica, der unerwünschte Eingriff in die anthropomikrobielle Symbiose, fort, da Pilze nicht zu den normalen

Symbionten der menschlichen Haut und Schleimhaut gehören. Vorwiegend sind also toxische und allergische Nebenwirkungen zu erwarten. Sicher wird es noch eine geraume Zeit dauern, bis alle Nebenwirkungen des Griseofulvins bekannt und deren Wirkungsmechanismen geklärt sind. Trotzdem haben sich schon jetzt einige recht interessante Befunde ergeben.

Am häufigsten kommen als *unerwünschte* Nebenwirkungen bei der Griseofulvinbehandlung Kopfschmerzen und gastrointestinale Beschwerden vor (Tab. 1).

Im *eigenen* Krankengut gaben von 79 mit Griseofulvin in einer Dosis von 0,75—1,5 g/die behandelten Patienten 28 (35,4%) Beschwerden oder Symptome an, die nicht mit der mykotischen Wirkung des Griseofulvins in Zusammenhang standen. Von ihnen klagten 17 über *Kopfschmerzen*,

Tabelle 1. *Griseofulvin-Nebenwirkungen bei 28 von 79 Patienten (32,4%)*

Kopfschmerzen (Stirn, Nacken)   17
Gastrointestinale Störungen (Nausea, Diarrhoen)   16
Exantheme (morbilliforme, scarlatiniforme, urticarielle, haemorrhagische) 4
Vegetative Störungen (Herzklopfen, Hitzewallungen)   4
Kreislaufwirkung (Wärmegefühl, vermehrtes Haarwachstum,
     Blutdruckschwankungen) 5
Psychische Störungen (depressive Verstimmung, Reizbarkeit)   2
Sonstige Störungen (leichte Leukopenie, transitorische Albuminurie)

vorwiegend in der Stirn oder im Hinterkopf lokalisiert. Diese Kopfschmerzen traten zu Beginn der Behandlung auf und verloren sich mit Ausnahme eines Falles im weiteren Verlauf der Therapie. In einigen Fällen mußte vorübergehend die Dosis herabgesetzt oder die Behandlung für einige Tage ausgesetzt werden. *Gastrointestinale Beschwerden* äußerten sich bei 16 Patienten in Form von Völlegefühl, Magendruck, Übelkeit, Appetitlosigkeit, Erbrechen und Diarrhoen. Auch diese Beschwerden gingen im Verlauf der Behandlung oder nach vorübergehender Reduzierung der Dosis zurück. Nur in zwei Fällen konnte die Behandlung wegen stärkerer Diarrhoen mit gelegentlichem Erbrechen nicht fortgesetzt werden. *Exantheme* verschiedener Art (s. Tab. 1) waren in 3 Fällen flüchtiger Natur. Bei einer Patientin trat allerdings eine Purpura an den unteren Extremitäten auf. Die Behandlung wurde einige Tage ausgesetzt. Nach erneuter Einnahme von einer Tablette Griseofulvin kam es zu einer akuten anaphylaktischen Reaktion mit starken Kopfschmerzen, Herzklopfen und Atemnot. Innerhalb weniger Stunden entwickelte sich erneut eine ausgedehnte Purpura vorwiegend an den unteren Extremitäten. Nach stationärer Aufnahme klang die Purpura langsam ab. Hauttestungen mit Griseofulvin (Epicutan- und Scratchtest) waren negativ. Die Patientin erhielt daraufhin $^1/_8$ Tabl. Griseofulvin per os, die gut vertragen wurde. Im Abstand von 2 Tagen wurde danach $^1/_4$, $^1/_2$ und 1 Tablette gegeben. Auch hiernach traten keinerlei allergische Nebenwirkungen mehr auf. Die Behandlung der Nagelmykose konnte in üblicher Dosierung fortgesetzt werden. *Vegetative Störungen* wie Herzklopfen und Hitzewallungen wurden von 4 Patientinnen angegeben. Aber auch unabhängig von der Griseofulvintherapie wurde von ihnen über klimakterische Beschwerden geklagt. Eine *Kreislaufwirkung* des Griseofulvin wurde auf Grund subjektiver Angaben bei 5 Patienten angenommen. Hierauf wird noch gesondert eingegangen. *Psychische* Störungen, einmal eine depressive Verstimmung, einmal eine besondere Reizbarkeit, waren bei 2 Patientinnen zu beobachten. Das *Blutbild* und der *Urin* wurden nur bei einem Teil der Behandelten untersucht. Nennenswerte Veränderungen waren nicht festzustellen.

Zusammenfassend läßt sich über die unerwünschten Nebenwirkungen des Griseofulvins aussagen, daß es in üblicher therapeutischer Dosierung 1—1,5 g/die trotz der langen Dauer der Behandlung bisher erfreulich wenig, zumindest erfreulich wenig schwere Nebenwirkungen gezeigt hat. Dies stimmt auch mit Mitteilungen aus der Literatur von Adam, Götz, Heite u. Janke u. a. überein. Todesfälle, wie sie bei dem an sich praktisch atoxischen Penicillin schon häufig beschrieben wurden, sind im Verlauf der Griseofulvintherapie noch nicht beobachtet, zumindest noch nicht beschrieben worden.

Über den *Entstehungsmechanismus* der Nebenwirkungen läßt sich bislang noch wenig sagen, jedoch scheint der Beeinflussung des Kreislaufs und des vegetativ-hormonalen Systems eine gewisse Bedeutung zuzukommen. Der zuletzt genannten Wirkung könnte man z. B. die Störungen der Magen- und Darmfunktion zuschreiben. Man weiß heute, daß die Magenfunktionen in besonderem Maße vegetativ-regulativen Einflüssen unterliegen, so daß Störungen dieser Funktionen über einen längeren Zeitraum sogar zu manifesten organischen Krankheitserscheinungen (Ulcus ventriculi oder duodeni) führen können.

Auf 3 klinisch unseres Erachtens wichtige Beobachtungen über erwünschte Nebenwirkungen der Griseofulvintherapie soll noch etwas ausführlicher eingegangen werden.

1. Bei der Behandlung der Mykosen, besonders der Nagelmykose, fiel neben der mykostatischen Wirkung ein besonderer Einfluß auf den *peripheren Kreislauf* auf. Untersuchungen bei mehr als 60 Patienten hatten gezeigt, daß die arteriellen Gefäße des peripheren Kreislaufs bei Patienten mit Nagelmykosen praktisch immer spastisch eingestellt sind (Abb. 1). Dieser Spasmus löst sich unter der Griseofulvinbehandlung (Abb. 2). Damit kommt es zu einer besseren Durchblutung der Finger und Zehen (Forck und Fegeler).

2. Diese Wirkung des Griseofulvins auf den peripheren Kreislauf
veranlaßte uns, drei Patientinnen mit einer diffusen *Sklerodermie* mit
Griseofulvin zu behandeln. Der subjektiv angegebene Behandlungseffekt

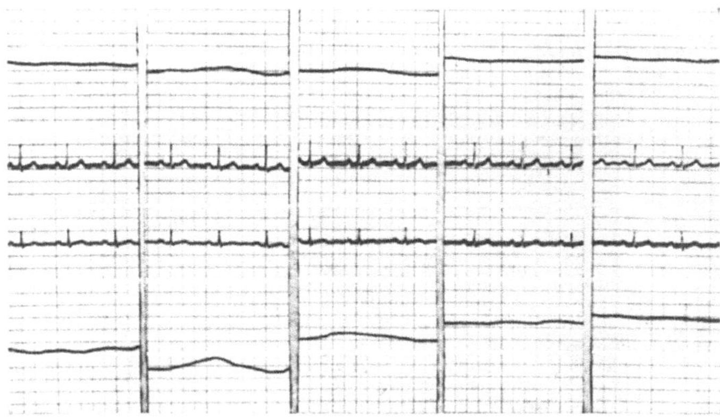

Abb. 1. Fehlende periphere Pulse bei einer Pat. mit Nagelmykose
(Meßstellen Endglieder sämtl. Finger bd. Hände)

war verblüffend. Sämtliche drei Pat., die schon mit einer großen Zahl
anderer uns bei dieser Erkrankung zur Verfügung stehender, aber meist
nur wenig wirksamer therapeutischer Maßnahmen behandelt waren,

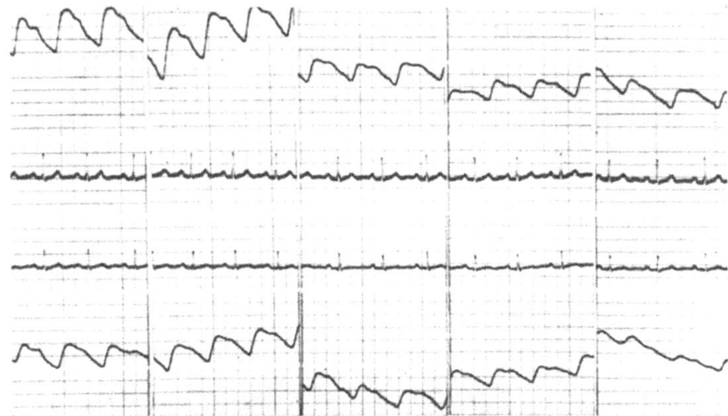

Abb. 2. Deutliche Pulsamplitude bei der gleichen Pat. unter Griseofulvinbehandlung

gaben an, daß bisher noch keine Behandlung so ausgezeichnet gewirkt
habe. Das Kältegefühl in den Händen verschwand, oberflächliche
therapieresistente Ulcerationen heilten in kurzer Zeit ab, das Spannungs-
gefühl ließ nach, die Haut wurde weicher. Eine Patientin, die infolge

Versteifung und Ulcerationen an den Fingern ihren Beruf als Stenotypistin bereits längere Zeit aufgegeben hatte, nahm ihre berufliche Tätigkeit wieder auf.

3. Die von einigen behandelten Patienten gemachten Angabe, daß das Haar schneller wachse, veranlaßte uns weiterhin, zwei Patienten mit einer *totalen Alopecie* mit Griseofulvin zu behandeln. Wenn auch die

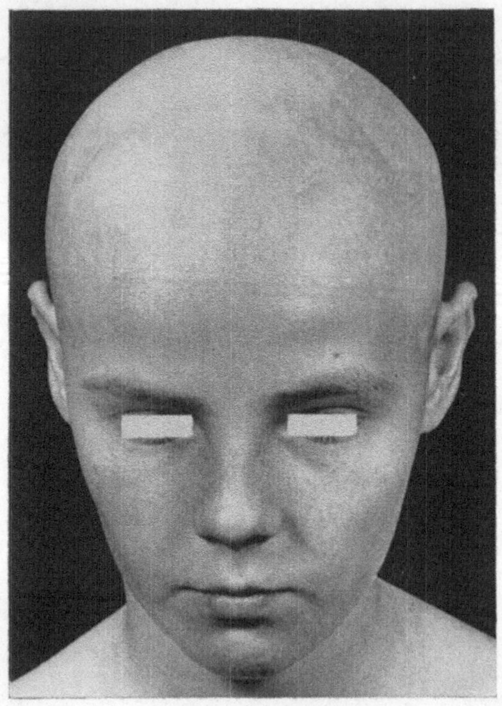

Abb. 3. Alopecia totalis, vor Griseofulvinbehandlung (K. P. Prot. Br. 25855)

Behandlungszeit bisher noch relativ kurz ist (3 bzw. 4 Monate), so war doch schon ein deutliches Nachwachsen der Haare zu erkennen, bei beiden Patienten allerdings mit areataähnlichen Aussparungen. Bei dem 13jähr. Mädchen waren seit 5 Jahren durch mehrere Behandlungsmaßnahmen die Haare nicht zum Wachsen zu bringen, bei dem 12jähr. Jungen (Abb. 3 u. 4) war es lediglich im Verlauf einer Primogonylbehandlung wegen einer Retentio testis zu einem kurzfristigen Nachwachsen der Haare gekommen. Ob auf Grund dieser vorangegangenen Beobachtung die Griseofulvinwirkung auf dem Umweg einer Beeinflussung hormonaler Funktionen zu erklären ist, soll vorerst dahingestellt bleiben. Möglicherweise ist das Haarwachstum aber auch über die Kreislaufwirkung des Griseofulvin zu erklären, da wir auch bei diesen Patienten spastisch eingestellte periphere arterielle Gefäße fanden (Abb. 5).

Zum Schluß sei auf eine für Antibiotica zwar typische aber sehr unangenehme Nebenwirkung hingewiesen, deren Steuerung aber in der Hand der Ärzte liegt. Eine *Resistenzentwicklung* der Dermatophyten gegenüber dem Griseofulvin, sei es durch Selektion primär resistenter

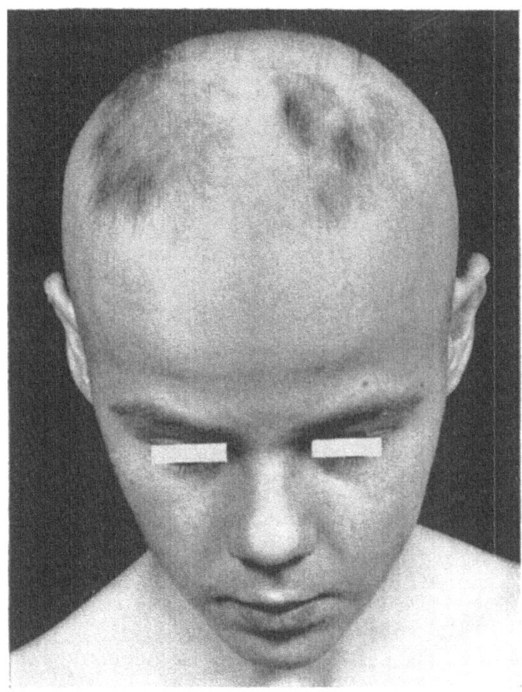

Abb. 4. Wie 3 nach 3 Mon. Griseofulvinbehandlung (K. P. Prot. Nr. 26641)

Dermatophyten, sei es durch Mutation, liegt durchaus im Bereich des Möglichen. Eine Neigung der Dermatophyten zum Resistentwerden haben wir bei unseren in vitro Untersuchungen an über 100 Stämmen bereits feststellen können, allerdings lag die Resistenzzunahme noch innerhalb therapeutisch wirksamer Konzentrationen. Außerdem haben wir bei 2 Stämmen (T. verrucosum, T. schoenleinii) eine Mutation bzw. Variation vom faviformen Typ zum granulösen Typ beobachten können, so daß die Stämme nicht mehr von einem T. mentagrophytes zu unterscheiden waren. Dies gemahnt zur Vorsicht bei der Behandlung. Neben den zur Zeit noch durchaus zu erwägenden Behandlungskosten sollte gerade aus den erwähnten mykologisch biologischen Gesichtspunkten heraus das Griseofulvin nur *indiziert* angewendet werden. Darunter ist nicht nur der *mikroskopische*, sondern auch der *kulturelle* Nachweis des Erregers zu verstehen. Selbst für den Erfahrenen ist es schwer, auf Grund des klinischen Bildes und einer mikroskopischen Untersuchung, speziell bei *Nagelmykosen*, zu sagen, ob die Pilzerkrankung durch einen *griseo-fulvinempfindlichen* Erreger verursacht wird. Noch schwieriger ist es, eine Mischinfektion mit Hefepilzen, bei denen Griseofulvin absolut unwirksam ist, auszuschließen. Nach eigenen Beobachtungen fanden wir bei

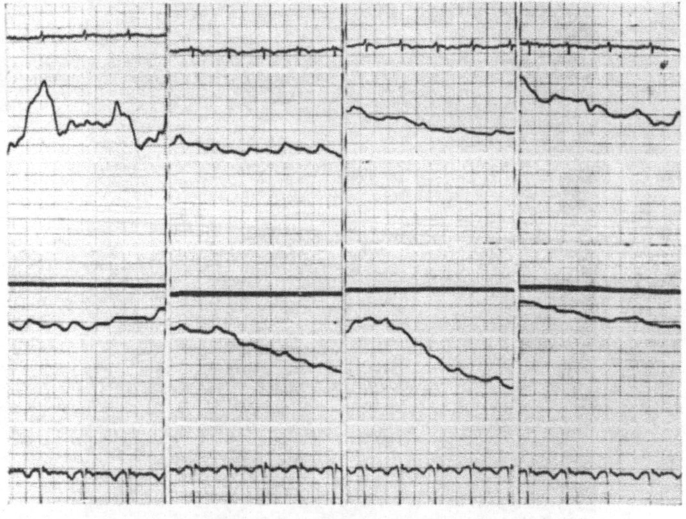

Abb. 5. Volumenpulsmessung bei einer Pat. mit Alopecia totalis.
Nur angedeutete periphere Volumenpulse (Meßstellen Endglieder I—IV bd. Hände)

Gegenüberstellung zweier Kollektive — bei dem einen begnügten wir uns mit der klinischen, teils zusätzlich der mikroskopischen Diagnose, bei dem anderen wurde der Erreger kulturell bestimmt —, daß in dem zweiten Kollektiv die Zahl der Behandlungserfolge wesentlich größer war.

Zusammenfassung

Das Griseofulvin zeigt bisher selbst bei mehrmonatiger therapeutischer Anwendung nur sehr selten schwere Nebenwirkungen. Auf die Gefahr des Resistentwerdens von Dermatophyten gegenüber Griseofulvin wird besonders hingewiesen. Am besten kann ihr durch eine streng indikationsgerechte Anwendung des Griseofulvins begegnet werden. Als erwünschte Nebenwirkungen werden die Beeinflussung des peripheren Kreislaufs bei Nagelpilzerkrankungen, eine deutliche subjektive Besserung bei der diffusen Sklerodermie, sowie die Förderung des Haarwachstums ausführlicher besprochen.

Literatur

ADAM, W.: Medizinische **42**, 1980 (1959).

COWAN, CH. B.: Brit. J. Derm. **72**, 185 (1960).

FORCK, G., u. F. FEGELER: Im Druck.

GÖTZ, H.: Hautarzt **10**, 539 (1959).

HEITE, H.-J., u. D. JANKE: Dtsch. med. Wschr. **84**, 2202 (1959).

KAISER, L.: Diss. Basel 1960.

KIRK, J., and L. AJELLO: Arch. Derm. Syph. (Chicago) **80**, 259 (1959).

KOPP, H., S. H. KVORMING and P. V. MARCUSSEN: Brit. J. Derm. **72**, 173 (1960).

LEVIN, H. B., H. S. ALDEN and L. AJELLO: Arch. Derm. Syph. (Chicago) **81**, 827 (1960).

PETTKER, K., u. H. RIETH: Z. Haut- u. Geschl.kr. **23**, 177 (1960).

VANBREUSEGHEM, R.: Brux. méd. **40**, 813 (1960).

WILLIAMS, D. I.: Practitioner **184**, 383 (1960).

Arch. Derm. Syph. (Chicago) **81**, 769 (1960.

Priv. Doz. Dr. F. FEGELER und Dr. G. FORCK
Univ.-Hautklinik Münster/Westf.

Autorenverzeichnis

Sachverzeichnis